生產，本該無傷

順勢生產與阿萍醫師的好孕助產所

陳鈺萍醫師——著

謝謝兒子們——恩與翔——選我當媽媽，開啟了這一切的探索，與這本書的誕生。

敬我們靈魂使命的親子契約。

推薦序

你希望自己的小孩用什麼方式來到這個世界？

文／林雨傳（結構治療創始人）

每個人的一生，都會有些深藏記憶深處的場景影響著生命的走向，讓我們在相關情境猶豫、怯弱、沮喪或容易憤怒；而且不管自己是否清楚意識到這些場景，都會伴隨我們一生。

這種場景到底怎麼來的，我們未必清楚，像懼高、畏蛇、怕蜘蛛、幽閉恐懼、極為厭惡某種聲音、討厭某些社交情境之類的，很多深層情緒主導了我們的生活方式，甚至隱隱決定了我們的命運。

生產是無比奇妙的。現今的醫學仍舊沒有辦法完全解釋，為什麼胎兒會在何時出生這件事居然是胎兒自己決定的，也不知道胎兒透過什麼方式和媽媽的子宮溝通，讓自己可以在安全又舒適的情況下出生。但這正是嬰兒面對這個世界的第一個場景。

生產的過程中經常出現產程停滯的情況，根據阿萍醫師的產後檢討，都是因為在那種狀況下，產程如果繼續進行，胎兒有可能會受傷或面臨危險，因此胎兒自行暫時中止了產程。這件事現今醫學還找不到中間的聯絡方式。

因此，產程很長，其實是媽媽和胎兒之間的協調配合，胎兒在等媽媽的身體準備好，讓媽媽和胎兒都能平安完成旅程，胎兒安心來到這個世界。

在醫院中，常見醫師輕拍嬰兒屁股讓嬰兒哭泣，促使其肺部伸展開來，但嬰兒往往哭很久，這並不只是因為醫生或護理師對嬰兒肺部擴展的催促，而是整個過程中的不合理處置。我看過的順勢生產嬰兒基本上不太哭泣的，都非常滿足地趴在爸爸或媽媽胸前。

今日在醫院裡進行的生產，醫師的藥物主導了媽媽子宮的狀態，胎兒在生產過程中，被無助地擠壓出來，媽媽和胎兒還沒有準備好。尤其是在最後關頭，差一點就要出來了，媽媽的產道卻還沒有完全擴張，胎兒硬是被從屁股推擠出來，讓嬰兒來到這世界的第一個場景就充滿了無助、驚恐與暴力。我們覺得嬰兒此時沒有記憶，的確，事件不可能記得，但這些真的不會烙印在情緒深處嗎？

這一類的醫療介入與主導，媽媽的身體尚未準備好，當然可能發生裂傷，為了容易處理傷口，乾脆剪開會陰。但是，很多剪過會陰的婦女，肛門和陰部附近常有很不舒服的緬緊感，而且延續很多年。在順勢生產中，除非有緊急狀況需要盡快將胎兒生出來，否則剪會陰是不必要甚至是不容許的。

阿萍醫師的書名說得清楚：「生產，本該無傷。」這裡說的無傷，不只包括身體的無傷，也包括心理的無傷，不只是嬰兒的心理，也包括媽媽，甚至是爸爸及全家人的。

順勢生產的理想，是一家人在助產師的引導下，一起等待媽媽生下寶寶。助產師不強加外力在母嬰之間，而是給予媽媽足夠的心理支持，讓媽媽沒有焦慮、沒有恐懼；而是指導體位，讓產道順暢，盡量沒有疼痛；讓全家知道如何支持媽媽，歡喜迎接新成員。這樣一來，寶寶來臨時沒有恐懼，不但和習慣的氣味一起，而且一直都是家人的味道，接下去的世界沒有什麼起伏變化。

想想在醫院出生的小孩，被藥物管控出生，媽媽則被當作病人似地待在冰冷的待產房，等待護理師每隔一段時間的疼痛內診，然後孤單地在產檯上掙扎著讓孩子生出來，甚至可能被護理師用力推擠，讓小孩快點滾出來。小孩一出生就被帶離了媽媽，前往另一個孤獨的地方，中間一直轉換著各種不熟悉的氣味，一個嬰兒就這樣面臨著他在這個世界的第一個場景。麻醉過後，媽媽在病房承擔著會陰的疼痛，宛如經歷了一場疾病。

會造成現在這種情境，就是因為普遍認為生產有著不可控制的風險，所以被當成疾病般對待，而這在阿萍醫師的書裡已經說得很清楚明白了，結構治療評估與孕期中的治療調理，可以將風險減低到很可靠的程度。既然有很安全的事前評估，為什麼不還給小孩一個溫馨的「初生」呢？

推薦序

繭縛、化蛹到新生

文／洪文玲（台灣科技與社會研究學會理事長）

二十年前工科博士畢業之際，我揣著新生嬰兒心想，原來我真的和男性同儕「不一樣」；我得找尋能滋養一個「母親」的生命方式。之後在美國五年的全職媽媽生涯，我成為母乳支持團體帶領人，居家水中生產老二，受訓為生產課程講師和陪產員。這些經歷，驅使我在進入台灣學界之後，走上整合性別、ＳＴＳ與工程的研究與實踐之路。

ＳＴＳ，科技與社會研究（Science, Technology and Society Studies），是新興的學術領域，分析科學的領域知識建構，科學典範的形成與轉移，認為科技與社會互相交引纏繞。技術實踐（practices）與技術物（artifacts）更是ＳＴＳ經常關注的研究對象，因而也非常適合專業人士以ＳＴＳ的取徑，探究原領域作為與創新。

鈺萍在這本書中透過她的母職歷程與醫師專業的參與觀察，整合相關的醫學與人文社會學研究，解構台灣過去對女性懷孕、生產到母乳哺育的醫療與照護實務。同時參考其他文化優質的孕產常態，透過好孕助產所的親身實踐，新塑當代台灣可以實現的順勢生產觀。她實在是STS「創作與實踐」（Making and Doing）的台灣代表！

鈺萍就像一位在西醫門派下培養的女俠，習得一身功夫走江湖，卻發現自己心之所向與常人所道不同。懷抱困惑因緣際會再拜入STS門中，修行解構科學與技術知識體系的武功祕笈，重回江湖與諸多志同道合之士組成新的武林聯盟，協助有緣眾歷練「生產」關。

這本書是如此珍貴，是台灣在二十世紀末開始推動母乳哺育，從問題面回溯到生產照護的諸多努力，終於開花結實，也是台灣生產文化典範轉移的重要著作。這是一本所有人都應該讀的書，盼望生育過的女性解開過去生產及育兒創傷的繭縛，年輕女性想望並建立正面的孕產認識及自主能量，伴侶能一同經歷獨特的「成為父母」的生理、心理、性靈過程而新生。

謝謝鈺萍寫成這本書，她就像我們希望有的那個姊妹，張揚又自由，溫柔且堅毅。她是生產團隊的經營家，順勢生產的倡議者，接生的婦產科醫師，執壺的咖啡師，頌缽的女巫。鈺萍、我，和更多的女性一樣，我們都曾用盡全力環抱母職、專業與生命，希望不被紛擾的價值與期待撕裂，得到一體的永恆。希望讀者也一起，繼續向前走，支持並祝福後世的女兒們與她們所愛之人。

推薦序

從女人的溫柔分娩至順勢誕生新我新地球

文／白曛綾（交通大學環工所榮譽退休教授）

和鈺萍認識是因為我們都有「女科技人＋女巫」的特質，而且被某種看不見的奇妙因緣牽引著。

為了寫這篇文章，我在臉書上搜尋我們的共同紀錄，發現早在二〇一六年我就曾分享好孕工作室的粉絲頁，當時我被鈺萍寫的一段話所感動：「所有好孕工作室的夥伴除了我以外，都帶著學齡前的孩子上班，這是女性互助友善職場的體現……孩子本來就是跟著我們一起生活，從生活中學習的。」

後來我雖也曾再次分享鈺萍這位不按牌理出牌、樂當產婆的婦產科醫師的好文章，但和她並無實質深入接觸，充其量只能算是一個透過臉書欣賞鈺萍的人。

直到二〇一九年九月某日早晨靜坐時，我的意念突然冒出「好孕工作室」，接著在同一天透過自由書寫和地球母親蓋婭對談中，又再次出現「好孕工作室」！在新時代（New Age）的思維模式中，我們會將氣候變遷等因素所造成的未來大變動，看成是地球母親蓋婭即將誕生全新地球的重生過程，但我很好奇也有些擔憂蓋婭的分娩過程是否順利？是否會對人類造成巨大的傷痛？沒想到蓋婭媽媽居然在她的回答中提到好孕工作室的無痛生產！

以下是蓋婭給我的回答：

你讀過嗚響雪松系列書，知道阿納絲塔夏的生產過程一點也不會疼痛，她也教導人類無痛分娩的自然生產方法，我知道你沒有認真看，現在是時候好好去回顧她所提供的方法。生產的疼痛是人類給自己的制約，你們的制約也同時制約了我的重生過程，但這不是無解的。

今天早上你在靜坐時，會突然想起好孕工作室，就是因為她們很努力在推廣母親生產的新方法。雖然你不需要再生產了，但我仍建議你仔細去了解她們所提供的方法，畢竟這是你在台灣能找到的最接近阿納絲塔夏所提的方法。協助她們推廣到全台灣，會更容易協助母親生產與養育新世界的孩子。

台灣已經有許多人跟隨著內在指引，開始想要超越傳統集體意識所給的制約，你們要聚合這股力量，因為這會起共振而擴大穩定我生產時所需要的支撐力量。當你們有愈來愈多人願意超越自我的束縛，能夠創造出全新的自己時，就能幫助我以無痛分娩的方式來誕生出我自己。

我就是你們集體的總和，你們需要我，我也需要你們的協助，請記得，當你們在創造全新的自己時，也成為我最好的助產士。

這篇自由書寫內容讓我對好孕工作室和鈺萍醫師所扮演的角色有了更深的感動，於是我在臉書社團「鳴響雪松：阿納絲塔夏討論區」宣傳她們的理念，沒想到鈺萍剛好也是阿納絲塔夏這位神祕女子的粉絲！

在我們共同喜愛的書《鳴響雪松4：共同的創造》中，阿納絲塔夏提到：「對人類而言，疾病和疼痛是不自然的，是因為選錯道路所致。」鈺萍這些年來致力推動順勢生產，顛覆女性生產會痛的迷思，而在《生產，本該無傷》這本書中，清楚描述如何透過與中醫師的合作，透過調整身體的結構，找到可讓孕期女人自主選擇、不需打針用藥也能無痛分娩的途徑。

我們兩位科技女巫因為地球母親蓋婭和阿納絲塔夏的牽線而結識，自然清楚我們之間的因緣肯定不只是為了「生產中的女人」，我相信從懷孕生產的女人開始，這股順勢生產的勢能將擴及每位也想順勢重新誕生自我的女人，再進而延伸到每位男人。最後因著我們願意為自己的新生而付出努力，地球母親也將能因此無痛地誕生出理想的新地球家園。

最後，我想將下面這段古埃及與希臘之神赫密士（Hermes）透過好友大俠給我的訊息，轉送給鈺萍以及許多和我們相似的科技女巫們：

> 你帶著前世巫師的能量，以**醫師**身分再現，你的使命就是喚醒人類最原始的力量與現世科學合而為一。親愛的，這世界已經有太多的分裂了，所以你更要穩定你自己的內在，巫師是你，**女醫師**也是你，你必須加緊腳步在你的內在將這兩組能量合而為一！一旦自我整合，**如同新生命誕生一樣**，你將像個三歲的孩子百無禁忌，改革新世紀，你的力量勇氣會倍增，別怕，繼續前行……
>
> 這個儀式可以快速幫助你內在分裂的聲音安定下來：感知你的左右手力量強與弱，

每次儀式變化不同可隨時調整，倘若你現在左手最有力量，醫師角色最無力感，將醫師的能量放在你的左手上，右手較弱接收強大的巫師能量，調整呼吸雙手合一，從心輪開始往上升，每個脈輪停留的時間依你的需求為主，最後到達頂輪，將手掌如蓮花一樣的盛開，接引宇宙的高頻，從今以後你將帶著這個頻率前進……每一次左右手都可調整你要放入哪個角色，當你提昇之後，這個儀式可傳遞給更多人……

目次 Contents

目次
Contents

第四章 結構治療婦產分部，啟動！

目次 Contents

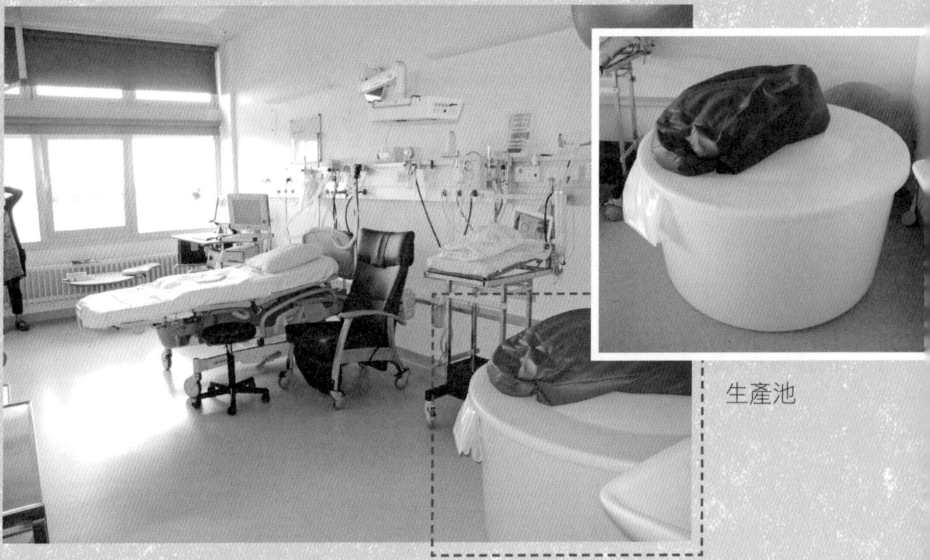

生產池

Nordsjællands 醫院 Hillerød 分院的產房

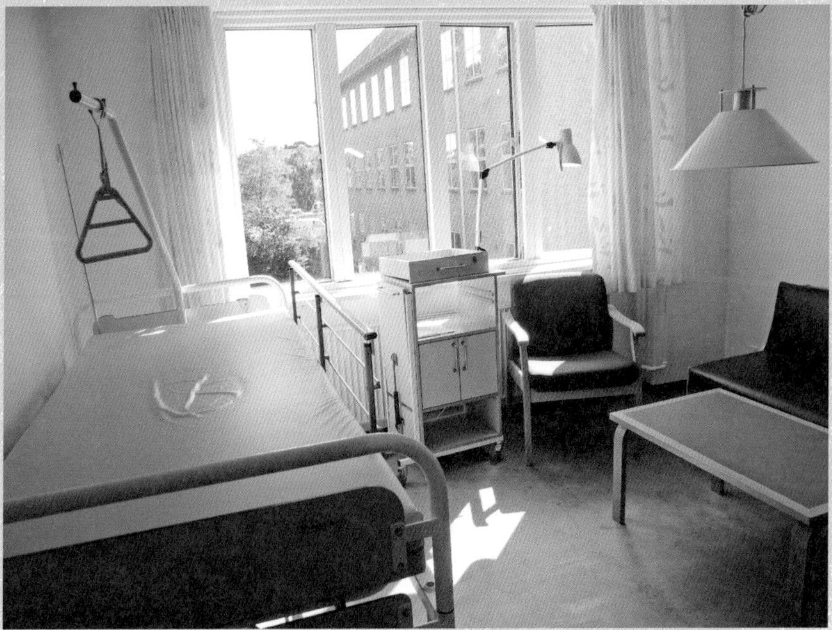

Holbæk 醫院的產後病房，因為陰道產後休息六小時就會回家，所以房間不大。

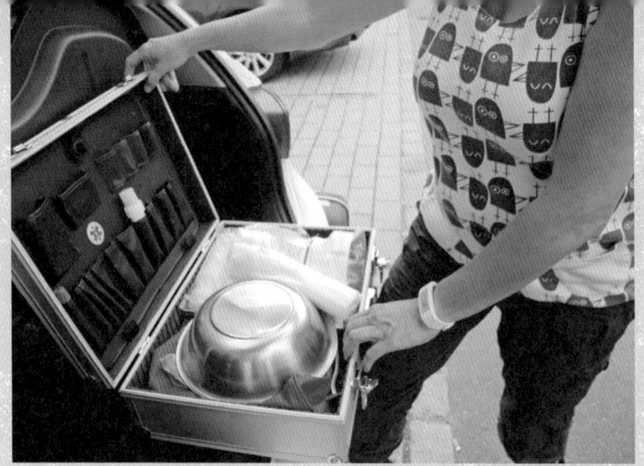

居家生產時，助產師帶的工具之一。

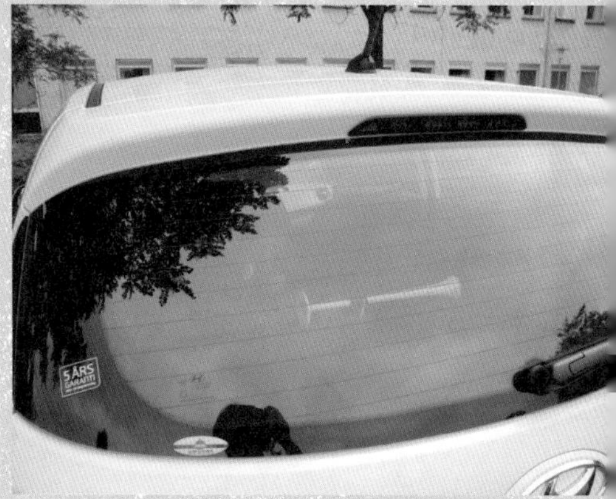

助產師 Tonning 的車內放了聽胎心音的木質聽筒，這在丹麥是助產師的象徵。

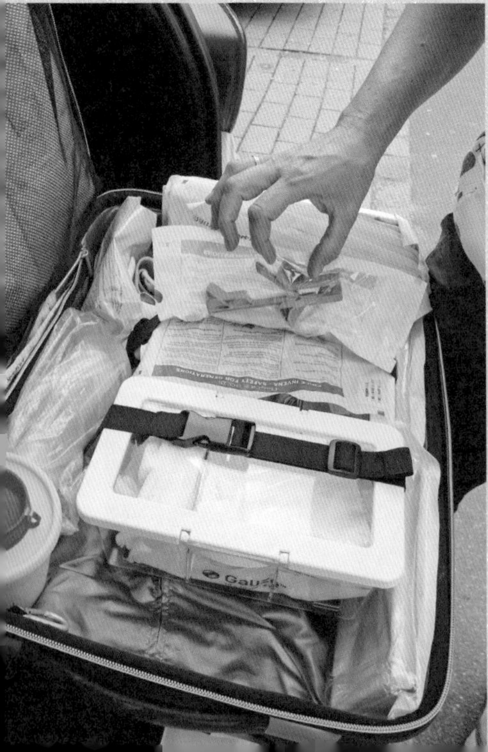

助產師 Tonning 帶的工具之二

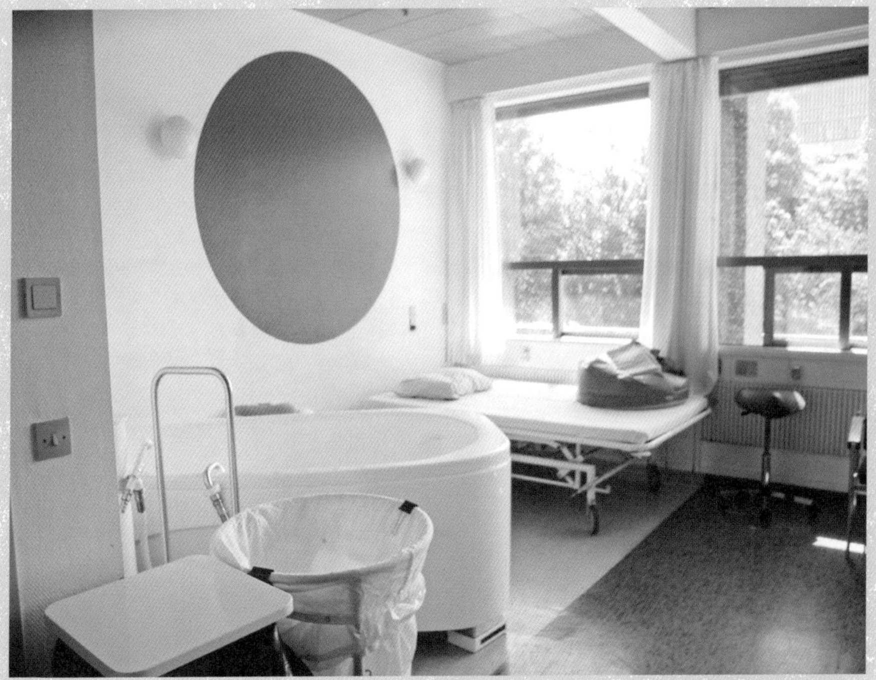

Rigshospitalet 醫院的產房，窗邊的床是給陪產伴侶休息的。

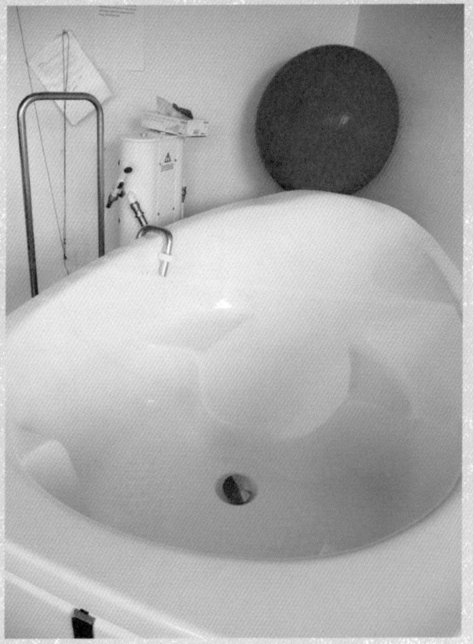

生產池

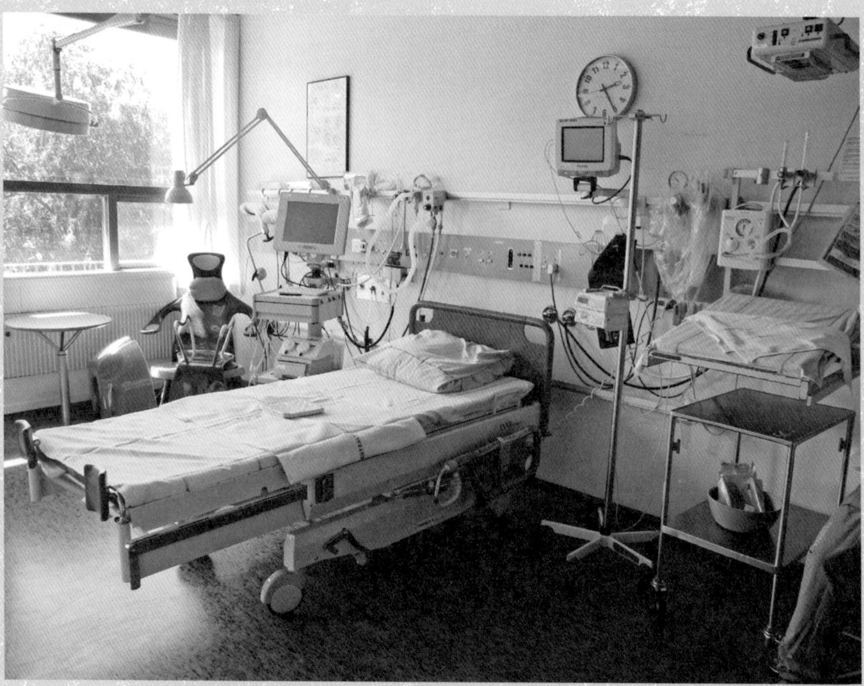

產婦的床與新生兒急救檯

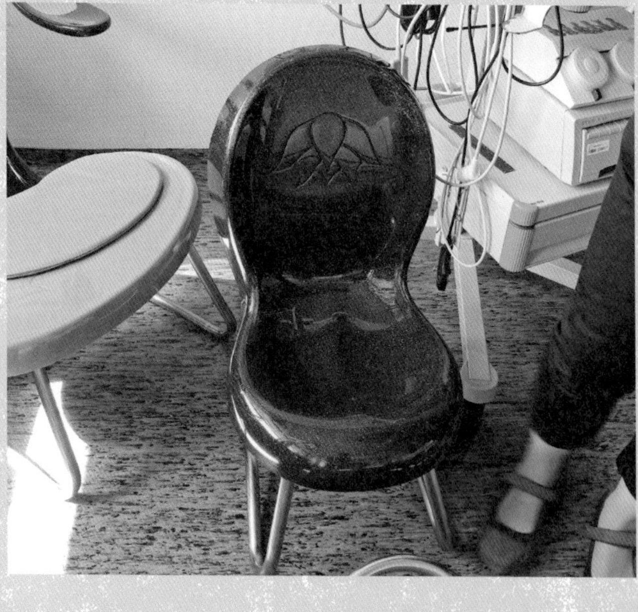

助產師陪產時坐的
小椅子與小桌子

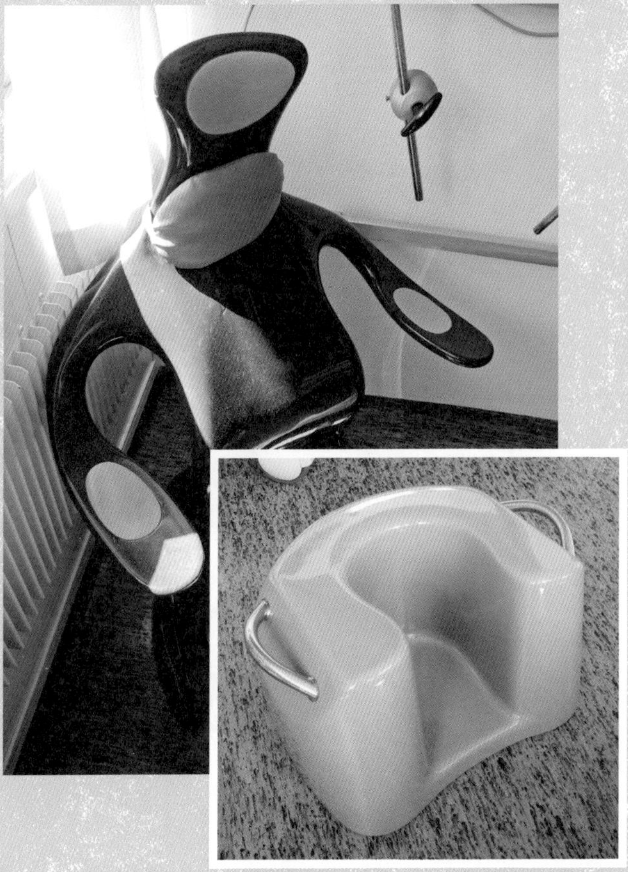

由德國助產師研發的生產椅是每間產房的標準配備，也是好孕生產椅的發想參考。

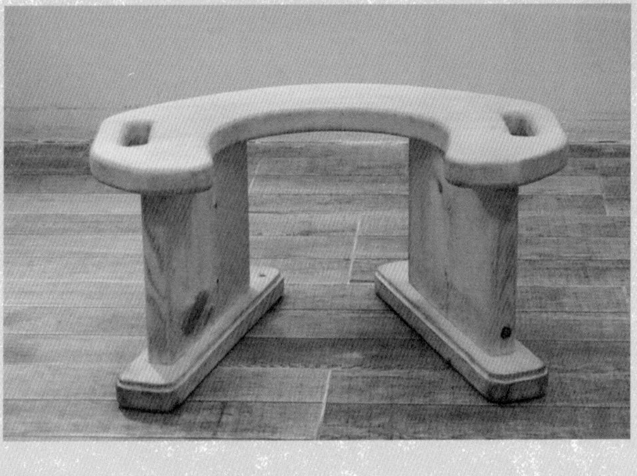

好孕助產所 Made in Taiwan 生產椅

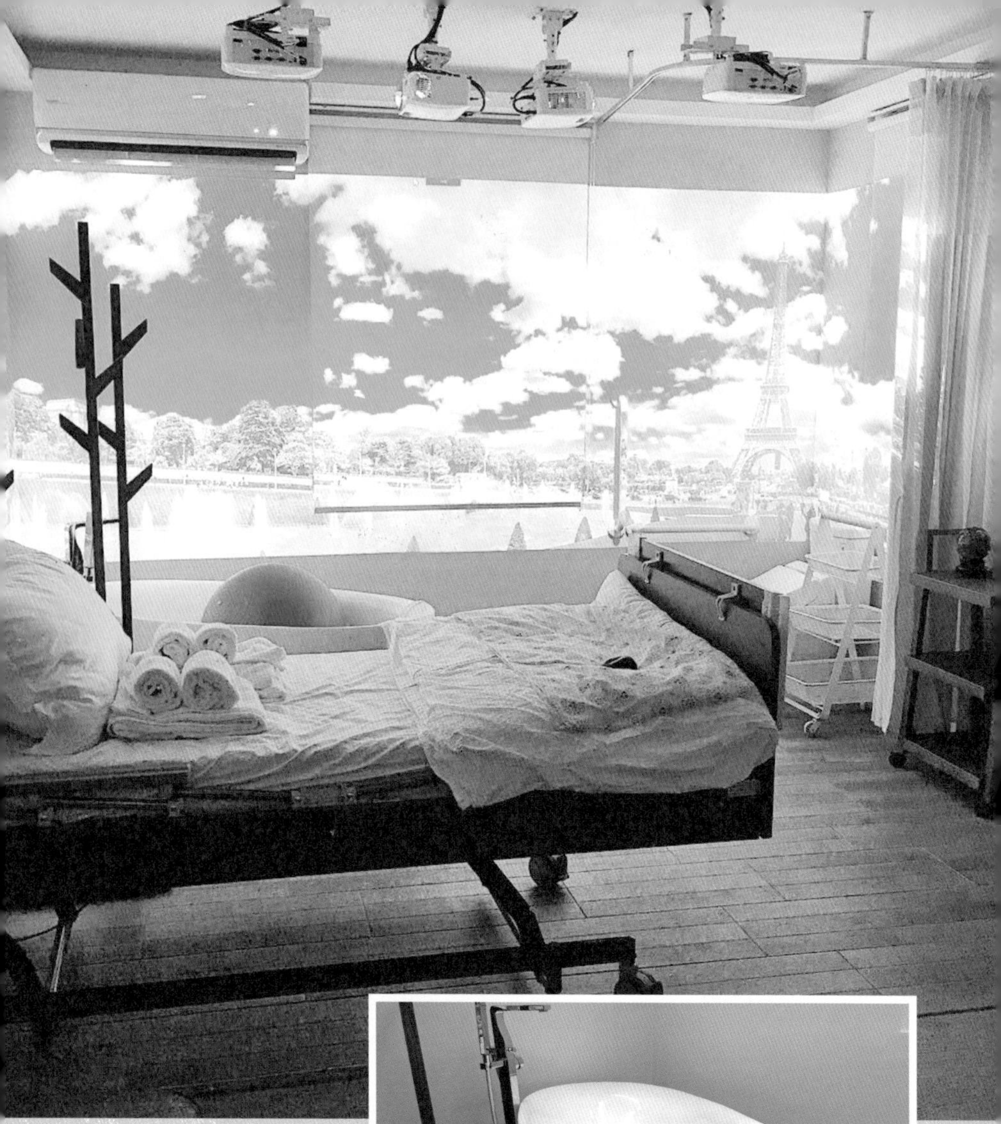

好孕助產所的產房

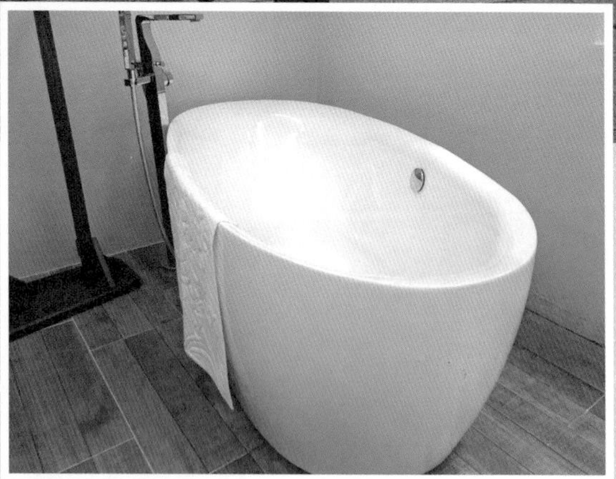

生產池

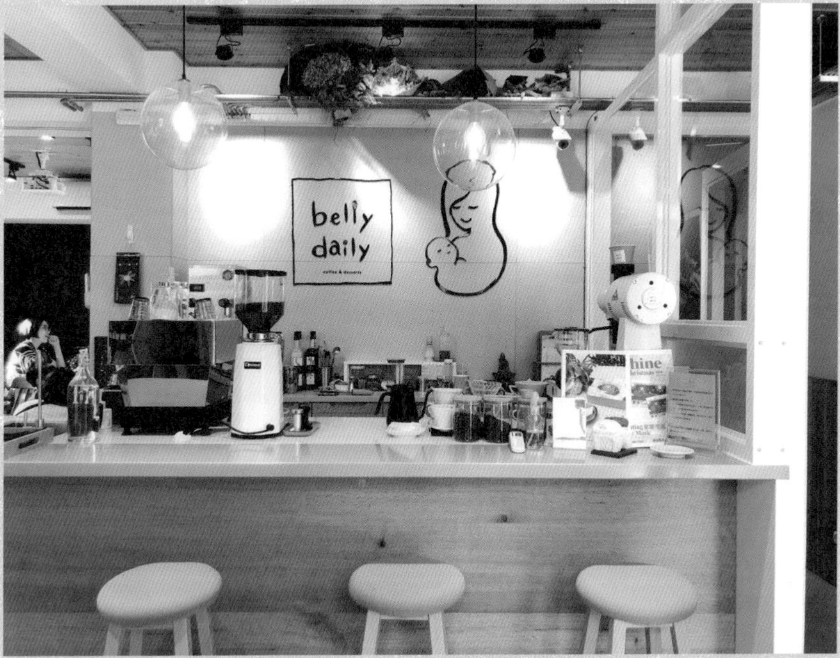

好孕助產所前面的 belly daily 咖啡館

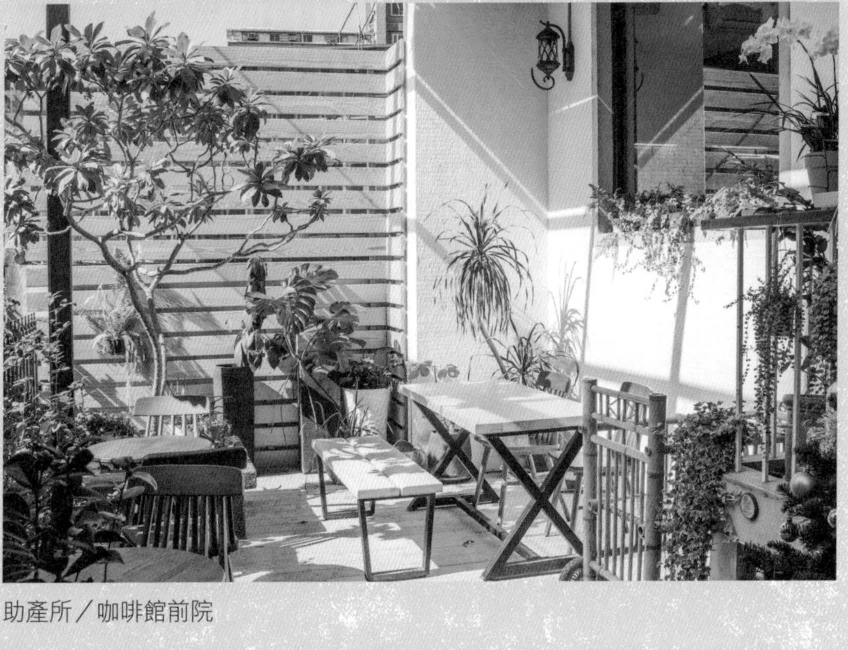

助產所／咖啡館前院

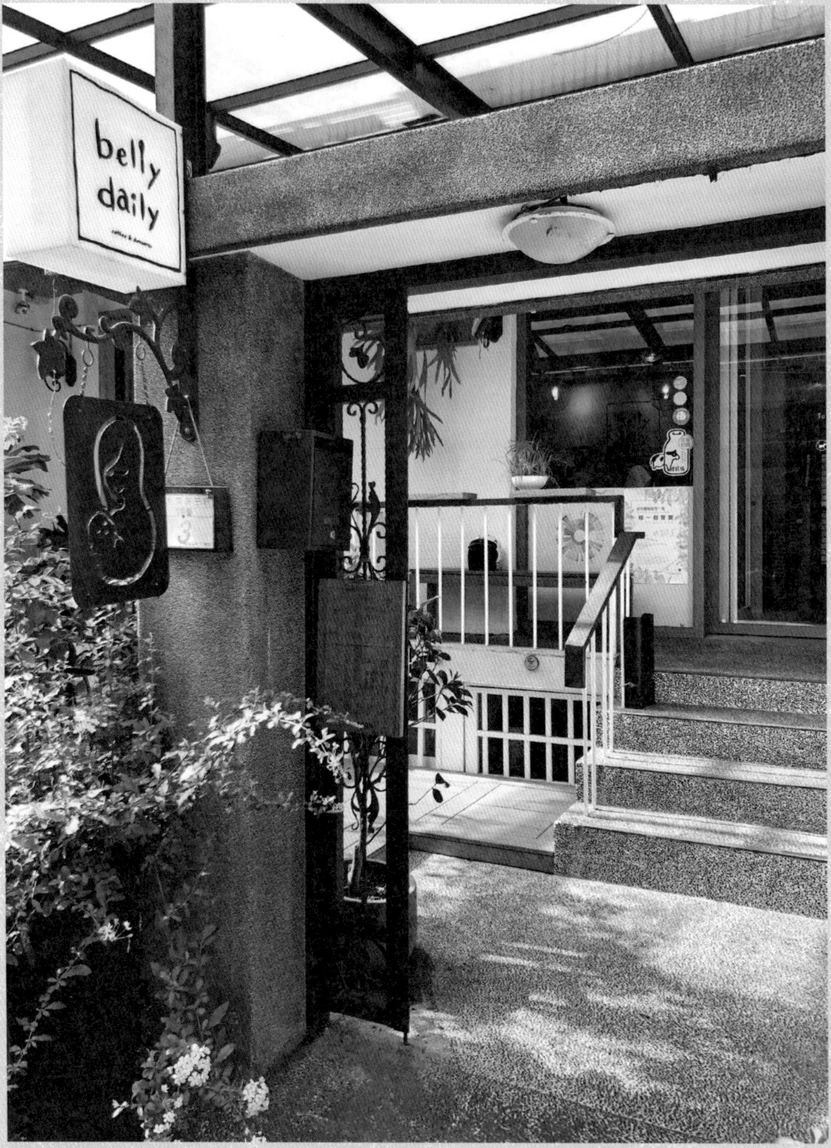

咖啡館裡的助產所＝助產所裡的咖啡館

前言
咖啡館裡的助產所

這些人知道自己手上那杯超商咖啡和手沖咖啡的差別嗎？知道之後，他們願意做出不一樣的選擇嗎？

一如生產，知道順勢生產後，產家們願意做出不一樣的選擇嗎？

回想起來，應該是從醫學院時期熬夜K書開始喝咖啡的。

買玻璃罐裝的即溶咖啡粉回家後加入熱水沖泡，或扛回大賣場裡整打的罐裝咖啡。

開始工作之後，醫學中心婦產科住院醫師的訓練、奇差無比的勞動條件、超長工時，更加需要咖啡的提神。置物櫃裡除了即溶咖啡，雞精和維他命B群都是必備，常常三天睡不到八小時，身體狀況奇差無比，人生第一次（也是最後一次）吞胃鏡就在那時，幸好只是發炎，還不到潰瘍。醫院地下美食街的摩斯冰咖啡更是「值班良友」，常常一天需要三杯才撐得過去，只要走到櫃檯，工讀生就知道我又值班了。

總之，那時嗜咖啡根本像毒品般上癮，壓根不懂得品嘗。

當媽媽之後，孩子四歲後開始不睡午覺，為了撐過去，再度開始靠咖啡提神的生活。買進口鋁箔真空包裝的咖啡粉，用半自動義式咖啡機或美式滴濾壺亂煮，完全不懂得研磨粗細、水溫高低、沖煮參數……只要比超商賣的咖啡好喝就相當得意。

二〇一二年以近四十歲高齡考上陽明大學（現陽明交通大學）的科技與社會研究所後，在臉書上看到好友分享手沖咖啡，深覺好奇。聽到好友說手沖咖啡讓她度過了產後憂鬱，身為婦產科醫師的我更有興趣了，嚷著要學手沖咖啡。

就這麼剛好，作曲家好友冉天豪的臉書介紹了他的學長咖啡達人胡元正，學長剛好開了手沖咖啡課，小兒子又剛好開始上幼稚園，送他上學後就有了空檔。一連串的剛好讓我得以報名學長的手沖咖啡課，從此開啟精品咖啡的異想世界。

「如果以後喝不到這樣好的咖啡怎麼辦？」學了手沖咖啡後，常常如此驚嘆。不同的單品咖啡可能有蜂蜜、檸檬、桃子、巧克力、紅茶、黑糖、橘子等各種味道，也和香水一樣分為前味、中味、後味與尾韻。每天早上用手沖咖啡開啟美好的一天，下午一杯是與自己對話的放鬆時間。

常常就這麼把咖啡與器具揹到山上的陽明大學，在課堂上沖給大家喝，有時還搭配自己做的甜點。聊聊咖啡、聊聊生活，讓研究所繁忙的課業有個喘息，也更加了解手沖咖啡如何療癒了好友的產後憂鬱。

咖啡達人學長大學讀的是植病，研究所讀的是生物醫學，這樣的背景來「做咖啡」，很多人覺得大材小用或不務正業，但「做咖啡」其實需要非常多背景知識。咖啡的本質是農產品，除了有產季的不同，還有產地的差別。而從農場裡的咖啡樹種植環境、採收後的處理方式、烘豆師的烘焙技術，到咖啡師的沖煮參數調整，統統會影響你手中那杯咖啡。

朋友常笑我這些年來陸續認識的「咖啡人」可能比認識的婦產科醫師還多，我也從這些獨立咖啡館經營者身上學習到如何堅持走自己的路，即便大型咖啡連鎖店一家家開，即使超商也投入了咖啡的販售。獨立咖啡館的經營之道，最終成了我經營好孕助產所的取經對象，「懸咖啡壺濟世」就是念研究所時萌發的夢想。

那時送孩子上學後，等著紅燈，看到民生東路魚貫走入辦公大樓的上班族人手一杯超商咖啡，內心想著，這些人知道自己手上那杯咖啡和手沖咖啡的差別在哪裡嗎？知道之後，他們願意做出不一樣的選擇嗎？一如生產，產家們知道好孕團隊這一路鋪陳，和其他生產場所的差別在哪裡嗎？知道之後，他們是否願意做出不一樣的選擇？

順勢生產旨在傾聽身體的聲音，將孕婦的身心靈調整到最佳狀態。孕育的過程，也是一次新家庭誕生的調整、清理與進化。好孕團隊這幾年的醞釀，納入各種產前照護方式，都是為了成就一場關乎三代健康的生產經驗。

而這概念的最佳比喻，首推二〇一九年夏天 Ting 教練在好孕助產所舉辦的身心靈工作坊中所提出的「骨盆是花盆」。助產師嘉黛加以延伸，提出「種一個寶寶」的概念。由此，我將好孕定位為「陪你一起種一個寶寶」的團隊。

「骨盆是花盆」

歪掉的花盆，有中醫師們協助修復

無力的花盆，有孕動老師、調理師協助鍛鍊

營養師，協助放置適當的養分

身心靈療癒師，協助清掃土壤、河道的雜質，暢通滋養的流動

精神科醫師，讓你搞懂你種的植物

醫師、助產師協助採收
啊！寶寶果實！

從住院醫師訓練，到成為一個母親，再到幫人接生的產科醫師，我漸漸體會到產科教科書中的「自然生產」一點也不自然，充滿了對產婦的「控制」。懷孕和生產所造成的獨特身體主體性，除非曾經或正在懷孕，很難感同身受。

過往大部分產科醫師是男性，產科是否無法提供良好的臨床治療？男醫師與孕婦的關係比起其他醫病關係是否更有距離？而且這番距離或許造成了產科知識與實際生產經驗的落差。經歷過也體認到此番斷裂的我，到底可以如何改變？我們是不是也有自由可以打破規則，用不同的方式建構日常生活？

從二〇一五年十月陪伴好友居家生產至今，好孕團隊已經累積了近三百例順勢生產個案，在一次次將理想化為實作的過程裡不斷修正技術細節。前幾年我還陷於西醫的產科知識與助產知識的比較之中，想找出兩種專業為何如此不同。某天突然想通了，這是兩個不同的專業、不同的典範，無從比較起，應該在各自的專業上琢磨，共同成就每一趟「成為母親」的歷程。

現代化大量科技介入的生活讓我們每個人都離「自然」愈來愈遠，如何尋回女性身體自然的力量，尋回關於生產與育兒的種種「本能」，正是生產改革的目標。一點一滴地，這幾年與好孕的夥伴們一起搭建助產師的舞台，讓大家知道助產師才是「自然生產」的專家。而一次又一次共同沐浴在愛裡的生產場景，更讓參與的每一個人都知道，我們正走在理想的道路上。

走吧，走吧！一起上路吧！

第一章

起點，成為母親

「正常」生產的定義到底是……

這樣的出生常常把我拉回到這世上的起點，思考居家生產與醫院生產的不同。

「小朋友，你們有誰是山地人嗎？」老師這麼問。為了即將到來的運動會，大班的孩子正積極練習山地舞。每次穿上紅底黑色圖騰小背心與短裙總有說不出熟悉感的我開心舉起戴著鈴鐺的手，大聲回答：「老師，我是！」老師看了看我，滿臉疑惑地說：「可是你不像山地人呀！」

爺爺是清境農場獸醫，一家人住在霧社，那時全霧社的小孩都由助產士潘美信接生，我當然也不例外。而在潘美信成為助產士之前，霧社的孩子全由高彩雲接生，也就是潘美信的婆婆。

在霧社出生的我一直對霧社事件充滿好奇，長大後雖然知道並不是在山上出生就是山地人，「山地人」也正名為「原住民」，但霧社發生過的事，小時候大人們不曾也不願提起。

二〇一一年國片《賽德克．巴萊》讓一九三〇年發生的霧社事件再度成為大眾焦點，在電影中，高彩雲叫高山初子。鄧相揚的《風中緋櫻》提到，當時日本人為了監控霧社事件的遺生者，將他們「強行移居」到川中島，而高山初子就在移居川中島一星期後，生下了遺腹子花崗初男。

當時川中島沒有助產士，高山初子在母親的協助下生產。產後因為胎盤下不來，情況危急，趕緊請來公醫井上伊之助緊急剝離胎盤，救回一命。高山初子也因此決定加入助產婦培訓養成的行列——日本自一八九五年起殖民台灣後就開啟了助產士的正式訓練與證照制度——為原住民的生產與生命傳承奉獻心力。

民國時期，高山初子成了高彩雲，遺腹子花崗初男改名高光華，與巴宰族裔的潘美信結婚。潘美信婚後為了對山地醫療工作盡力，考進台中高級護理學校，畢業後考取護士與助產士執照。婆媳兩人，正好代表了日治時期與國民政府時期兩種體制下的助產士。

家中三個小孩，只有我是在家裡由助產士接生的。一九七五年，爸爸媽媽帶著六個月大的我從霧社搬到台中開店作生意，兩個妹妹都在豐原的醫院出生。媽媽說雖然是去醫院生，接生者仍是助產士，醫師如果出現就表示生產有問題，可不是件好事。當時媽媽不好意思給男醫師看，刻意找了女醫師。

生大妹時雖然胎位不正，還是先嘗試陰道生產。生產當時沒有因為胎位不正遇到困難，不過有預先準備好點滴，以備生不下來時馬上開刀，醫師也一直在旁待命。生小妹時胎盤久久下不來，助產士通知醫師來處理，媽媽一聽到要叫醫師，擔心了起來。還好胎盤在醫師處理下順利娩出，鬆了一口氣。一九七〇年代的台灣，即便生產開始轉移到醫療院所，助產士在醫院內仍然可以獨立接生，醫師與助產士合作開業也非常普遍。

我一直覺得自己在家中出生很特別，上學之後，沒聽過哪個同學是在家裡出生的。原本以為是因為當時住山上，醫療不方便的緣故，直到讀科技與社會研究所時才知道，自己出生的年分正好跨過了台灣醫師接生數超過助產士接生數的交叉點。成為婦產科醫師後，這樣的出生更是常常把我拉回這世上的起點，「家」，思考居家生產與醫院生產的不同。

一九九九年，我開始在醫學中心接受婦產科住院醫師的訓練。產科的訓練集中在住院醫師第一年，當時的我認為助產士和車掌小姐一樣，是某種已消失的女性職業，無論是誰都覺得由醫師執行接生任務，理所當然。

訓練過程中，生產的技術固然可以熟讀教科書，但技術的熟練仍要在實作中才能完成。學長姊們經常提醒新進住院醫師要和產房護理師好好相處與學習，因為主治醫師不可能隨時待在產房，通常到產婦快生時才會出現，即便產房會有一位總醫師，但往往因身兼數職而常常不在。無數個值班的夜晚裡，產房護理師才是工作上的好夥伴、好老師。

當時台灣的助產教育與發照已經中斷了一段時間，然而，即便產房護理師們並不一定具備助產師資格，由於產房在醫院中算是「急護單位」，每位護理師其實都身懷絕技，無論是內診判斷胎頭位置、胎兒監視器的判讀、產程的判斷與處置等，統統難不倒他們。

那時候我心中常有的疑問是，產婦們在待產時非常需要陪伴與協助，大部分時間卻都在待產室獨自奮鬥著，陪伴她們的只有胎兒監視器與點滴，以及不知從何幫起的焦慮伴侶。「生產」對媽媽與寶寶來說，明明是人生中重要又特殊的時刻，卻淹沒在待產室此起彼落的哀號聲中，那麼不堪，那麼令人難受。

同樣是一九九九年，台北護理學院（現台北護理健康大學）重啟助產教育，我們產房來了一位助產研究所的學生，從她口中，我第一次聽聞「人性化生產」。其中觀念包括：待產時能夠自由走動、進食；用自己舒服的姿勢生產；盡量不剪會陰；可以的話不裝胎兒監視器，降低醫療介入……但這些觀念並不被產科醫師們接受。

有醫師說：「到醫院生產，不打點滴、不剪會陰、不裝胎兒監視器，為什麼不在家裡生就好了呢？」讓我不免想，媽媽當初在家生產時，美信阿姨應該沒有胎兒監視器這些「科技產品」吧？把這些對於「醫學腦」的我來說覺得是「生產安全」保證的常規與醫療介入都拿掉，美信阿姨是如何確保生產安全的呢？

看著產科學教科書裡頭光是次標題就出現了四次「處置」，以及不斷出現的「監視」、「監控」等字眼，我對「正常」生產的定義更加迷惑了。

「經陰道自然生產」的英文縮寫是NSD（normal spontaneous delivery）。某次，資深主治醫師要求住院醫師在填寫病歷生產紀錄單時，不要寫NSD，因為寶寶是用真空吸引出生的，更讓我重新思考「正常」（normal）與「自然」（spontaneous）的意義。

另一方面，即便當時的台灣已在中斷九年之後重新啟動助產教育與助產師專業執照（國家考試），但二十多年過去了，直到現在，在台灣「呼叫助產士」似乎還是一件相當困難的事情。

反觀國外，英國助產士沃斯（Jennifer Worth）撰寫小說《呼叫助產士》（*Call the Midwife*）的動機，正是有感於助產士如此重要的職業卻始終被忽視。出版後在英國造成轟動，英國廣播公司改編的影集每周日晚上吸引了超過一千萬名英國觀眾守在電視旁觀看。助產這項專業在英國也從未消失，一直都負責英國七成的生產。

但在台灣，大家對於「助產士」仍然相當陌生，總覺得那是舊時醫藥不發達年代的接生者。大部分人理所當然地認為，生小孩就是去醫院，由產科醫師負責接生。殊不知在世界上許多國家，助產師目前仍然是一般低風險生產的接生主力。

❶助產「士」與助產「師」的差別，是學制與國家證照的改變。

助產師助產士全國聯合會的成立

由於助產教育層級的恢復與提升，台灣當局已於二〇〇三年七月二日明令公布「助產人員法」，其中所稱之助產人員，除了舊有的助產士外，亦含括了新出爐的助產師，依據該法第四十四條規定得組全國聯合會。

當時的助產專業團體為各直轄市、縣（市）之助產士公會，並未包括助產師。此外「單兵不成軍」，如果各直轄市、縣（市）之助產士公會孤軍奮鬥，氣候難成。唯有成立具備全方位能力的助產師助產士全國聯合會，讓不同背景的陣營從各自為政轉而相互影響，產生洗衣機的攪拌效應，才能發揮整體功能，成為助產專業再次發展的新起點。於是，首先由各直轄市、縣（市）之「助產士公會」正名為「助產師助產士公會」，配合修改公會章程，並重新更換立案證書。[1]

女人本來就和男人不一樣

母職太美妙，下輩子還要繼續當女人。

小兒子兩歲多時，抱著他在西門町穿了耳洞，同時送自己一對美麗的耳環。母職太美妙了，下輩子還要繼續當女人。

高中就想穿耳洞了，「這樣下輩子就得繼續當女生喔！」同學們都這樣說。「才不要呢，當女生一點兒都不好！」那時的我這麼想，放棄了穿耳洞這件事。

家裡三個姊妹沒有兄弟，雖然爸媽沒有重男輕女的偏見，但身為大姊的我一直很希望自己是個男孩，能幫父母多分擔些家務。家裡開電器行，課餘幫忙送貨時，搬電視難不倒我，若要搬冰箱就非常吃力了。每到夏天這種安裝冷氣的旺季，老爸就得找表哥來幫忙。「如果你是男孩就好了！」老爸曾經這麼說。

「如果我是男孩子就好了」，從小沒玩過洋娃娃，小汽車和小火車倒是不陌生，也不知是本來就對女孩的玩意兒沒興趣，還是老爸根本就把我當男孩養。年底出生的我因為小學早讀，老爸有點擔心，常假借送東西的名義探查我在學校的適應情形。「她像個大姐頭似的，旁邊圍的都是男孩，要不要緊啊？」回家後老爸這樣問老媽。

恨不得為男兒身的念頭，青春期體會經痛的難受之後，更加強烈。「像男孩一樣」、「和男生沒有差別」成為成長過程中反覆思索的問題。從小到大，我總是和男孩子比較處得來，國中時和男同學呼朋引伴一起打籃球，埋怨女孩子打球扭扭捏捏。高中讀女校台中女中，周六中午下課常跑去台中一中找國中死黨，和一群男生在來來商圈附近鬼混。我讀的是數理資優班，老師們總愛拿中一中數理資優班的成績「砥礪」我們。「男理工，女人文」，女校數理資優班的成績不如男校隱約有點理所當然的味道。

考上高醫醫學系後，成了歷屆醫學系女生最多的一屆，占了三分之一。入學第一次開班會，外頭擠滿了學長。後來才知道學長們知道這屆學妹很多，暑假就蒐集了所有高中的畢業紀念冊做成班花排行榜。當年醫學系性別嚴重失衡，大部分高中又是男女分班或男女分校，很多人都是進了大學才開始學習與異性相處，什麼奇怪的事情都有。

畢業後的科別選擇是再一次的「性別篩選」。女醫師屬於少數，往往會集中到某些「對女性比較友善」的科別。當年結束見習要分發實習醫院時，我和同學跑去算命，想問問自己適合走哪一科。

「不宜拿刀，刀是兩面刃，很容易傷到自己。」算命老師這麼說，我卻聽不進去，「不會開刀，怎稱得上是醫生！」其實立志走外科，多多少少隱含了不想輸給男生的固執。

另一個申請婦產科的強烈動機來自醫學院五年級時在婦產科見習的經驗。一位男性主治醫師在門診結束後的討論時間抱怨隔壁診間的女醫師醫術並沒有比較厲害，只因性別的緣故，門診病患就多了三倍，然後又用自以為幽默但很不好聽的話批評剛剛幾位病患很麻煩、女人很難搞。

原本對於畢業後要申請耳鼻喉科或婦產科拿不定主意，這麼一段敢怒不敢言的經歷反而讓我下定決心成為一名婦產科醫師。即使當年婦產科的女醫師並不多。

後來在實習的醫院申請進入婦產科當住院醫師時，那屆七個新進住院醫師裡只有我一個女生。「我們這屆沒有女生啦！陳鈺萍和男人一樣！」好麻吉總這麼說，那時的我確實視「和男人一樣」為某種誇讚。

然而，挺著肚子在開刀房走來走去，正是住院醫師第四年當總醫師時，集刀法之大成的那一年。

「鈺萍，你不覺得這一年懷孕很不適當嗎？挺著肚子不能上長刀，住院醫師的訓練就不完整了，這樣很可惜，我覺得女醫師應該等升上主治醫師再懷孕。」非常尊敬的老師這麼說。

一時之間想不出話來回應。婦產科的不孕症門診裡，醫師們總是再三提醒：「三十歲就是生育年齡的天花板了，超過三十歲生育能力就開始下降，最好在三十歲以前懷第一胎。」

懷第一胎那年，正好三十歲。

隨著肚子愈來愈大，行動愈來愈緩慢，不再像以往病房有什麼事情隨叫隨到。我開始意識到，女性懷孕的身體無法勝任「和男人一樣」的工作。相較於以前，總覺得自己與男醫師沒有什麼不同，甚至因為是在婦產科，性別關係使然，女醫師與病患的距離往往更加親密。

「鈺萍，你的電話！」開刀房護理組長麗卿姊叫我。

接起電話，是已經在汐止開業的前輩吳醫師，詢問住院醫師訓練結束後有沒有意願到診所上班。很多婦產科女醫師為了兼顧家庭與工作，訓練結束後只看門診不接生。但大醫院的制度當然不可能如此，通常會去可以只看門診的診所。由於同一間醫院訓練出來的醫師在醫療執行上的做法比較一致，前輩多半會打電話回來打探。

「可是吳醫師，我想先在家帶小孩一段時間，還不想急著工作。」我這麼回答，心裡想著預產期剛好落在住院醫師訓練結束時，還得準備專科醫師考試，手忙腳亂的。

「看早上的門診就好，這樣你就可以工作與小孩兼顧，要不要接生都可以。」

終究，有了孩子，再也不可能「和男人一樣」！

我想到留在醫院工作和「當媽媽」一定會有很大的衝突，決定住院醫師訓練結束後，孩子剛好出生，暫時先離開醫學中心的工作。到底要兼顧工作與育兒？還是要當全職媽媽？我陷入長考。後來決定先當一個只看門診不接生的女醫師，直到懷了第二胎才有足夠的勇氣辭職，當全職媽媽。

「什麼？你把工作辭掉，當全職媽媽？」電話那頭的好友，下巴大概快掉了下來。「就算法律規定女人不能工作，得在家帶小孩，你也會是那個帶頭抗議要修法的人，怎麼可能？」

是啊，一個一直想證明自己不輸給男人的工作狂，打算辭掉工作，全心全意當全職媽媽。對於這樣的「變」，我自己也覺得不可思議。但認真想想，這其實仍然是一種工作狂，熱中於母職這份工作的工作狂。

一定要剪那一刀嗎？

我好奇當時外國助產士們掌握的是怎樣的接生技巧？
只要「慢」，就連初產婦也可以沒有裂傷，那產科醫師學不會嗎？

二○○二年，住院醫師第四年，我懷了第一胎。

懷孕的過程中，我對生產方式有兩個堅持：陰道生產與不使用減痛分娩藥物介入。雖然受的是西式產科學教育，我總想著媽媽當初在家中生產或許才是最理想的生產環境。實際的臨床經驗也讓我一直覺得產痛的意義比教科書上寫得更加深刻。減痛分娩藥物抑制了感覺神經的傳導，應該同時也抑制了一些生產過程保命的生理機制，尤其是看過一些接受減痛分娩藥物的產婦生出軟趴趴的嬰兒之後，我並不想冒一絲一毫風險。

臨近生產時，台灣尚處於SARS風暴之中，我工作的醫學中心因為是SARS患者的後送與治療單位，生產數一落千丈，沒有產婦想冒這個險。領有助產士執照的阿姨曾在榮總開刀房工作，與接生一點兒關係也沒有，在這樣特別的時期還是打電話來關心：「在大醫院生好危險，阿姨去你家幫你接生好嗎？」

仍在西式產科學典範中的我，內心交戰，最後還是決定在受訓的醫院生產。「最危險的地方就是最安全的地方」，記得那時這麼安慰自己。灌腸、點滴、胎兒監視器這些生產「常規」，同樣照單全收。

產前與幫我產檢的黃閔照學長討論要不要剪會陰，學長說尊重我的決定。由於「初產婦不剪會陰將裂得亂七八糟」是當時深植腦海的觀念，產科教科書也不建議初產婦不剪會陰，所以就對學長說：「還是剪吧！」

我的第二產程超過了兩小時。從子宮頸全開到寶寶出生是第二產程，初產婦平均是五十分鐘，經產婦則是二十分鐘。第二產程若超過兩小時就算產程遲滯，符合剖腹產的適應症。

還記得午夜十二點多就因規則收縮、子宮頸口開兩指而住進醫院待產，到清晨近五點子宮頸口全開。到了六點多，當班的同事暗示產程進展不佳：「鈺萍，寶寶可能下不來喔，你開始禁食吧，或許得開刀了。」滿腹的情緒有不甘、有無助、有氣憤，在那個當下伴隨著一陣陣收縮襲來，腦子卻異常清醒，「一定可以的，加油！」這麼對自己說。

七點多，同事推我進接生室用力，這讓我大大鬆了一口氣，看來寶寶的頭有下降，不用進開刀房了。

一段時間後，學長進產房問我用真空吸引器「帶」一下好不好？這當頭的我已耗盡力氣，無力想清楚學長問的問題，延長的第二產程更讓我失去信心，沒把握有辦法自己把孩子生出來。

後來，我在學長執行真空吸引，產房最資深的同事推子宮的協助下，總算生下了第一胎，開啟為人母的新身分。產後卻也腰痛了整整九個月，躺下去爬不起來，過馬路時看到綠燈邁不開腳步，或許是神經受壓迫缺氧了一段時間，已經受損的緣故。

寶寶出生後，我離開醫學中心，前往診所工作，漸漸有了自己產檢的孕婦。自己有過生產經驗後，看待生產的方式不同了，開始調整一些在住院醫師時期學到的生產技巧，也在一次次接生經驗中學習。

二〇〇四年，《當代婦產科學》期刊刊載了〈預防生產時外陰部裂傷〉一文，文中提及「super crowning」可以減少外陰部的裂傷，減少會陰切開術的使用，給了我很大的影響與力量。

「crowning」（著冠）指的是胎頭降至陰道口，撐開外陰道組織的那一刻，產科醫師通常覺得此時就是把寶寶生出來的時機。如果要剪開會陰，會在著冠之前就剪，因為那樣才有剪開的空間。該文作者卻建議，著冠時不要急著將寶寶生出來，再等兩、三次收縮，寶寶將在幾乎不造成裂傷的情況下產出，當然也就不需要剪開會陰了。

實際把這項技術運用在臨床上時，真的會對造物者的神奇心生敬畏。陰道口在這幾次的收縮中變得更薄、更滑溜，寶寶就這麼優雅地滑了出來，媽媽們的陰道也幾乎沒有裂傷，這是產科教科書上不曾描繪的情況。

後來翻閱《馬偕紀念醫院婦產部發展史》，看到婦產科界老前輩吳震春回想當年醫院只有他一位婦產科醫師，兩位來自加拿大的外國助產士接生時的情況：「他們都在英國訓練的，英國的接生都是助產士，醫生站在旁邊，所以他們都很厲害很會接生。……很會保護會陰，平常都不會裂傷，因為如果是初產婦，平常陰部會裂傷，特別是如果趕快讓他出來的時候就會裂傷。他們都保護得很好，都不會裂傷。……就是很英國式，就是很慢、很慢（讓）嬰兒頭出來。」

我好奇當時外國助產士們掌握的是怎樣的接生技巧？只要「慢」，就連初產婦也可以沒有裂傷，那產科醫師學不會嗎？一定要剪那一刀嗎？

在凡事講求迅速、效率的現代，「等待」似乎快要從日常生活中消失了，等不及也待不住。媽媽生我時也是第一胎，也是助產士接生，問媽媽當時有沒有裂傷？有沒有縫合？媽媽說「沒有啊」。

西式產科學一直以來「初產婦不剪會陰將裂得亂七八糟」的觀念，在我心中開始有了動搖。

二〇〇九年，世界衛生組織／聯合國兒童基金會（World Health Organization/the United Nations International Children's Emergency Fund，簡稱ＷＨＯ／ＵＮＩＣＥＦ）提出的〈母嬰親善醫院倡議〉（Baby Friendly Hospital Initiative，簡稱ＢＦＨＩ）再版，強調生產方式影響日後母乳哺餵順利與否，在原本的十大措施之外，提出了第十一項母親友善（mother-friendly）生產措施，強調生產時能由母親選擇的人陪伴、生產時母親可以自由活動並選擇自己喜歡的姿勢、生產時母親可以自由喝水和進食、避免不必要（常規）的醫療介入，並提供非藥物的減痛方法等。

二〇〇六年，美國婦產科醫學會在生產指引中建議「限制使用會陰切開術」

（restricted use of episiotomy）。John Repke 醫師說：「我們必須小心，不要誤入讓醫學中的任何一件事變成『常規』的陷阱。」

二○一六年，美國婦產科醫學會再度強調有許多方法能夠避免陰道生產嚴重裂傷，而非常規的會陰切開。二○○六年至二○一二年，美國會陰切開的執行率從三十三%降至十二%。二○二○年美國最新統計，在一些生產改革團體的努力下，加入計畫的醫院會陰切開執行率降至五%，最低的執行率是○・二%。好孕團隊順勢生產前兩百例的會陰切開統計則是二%（如今已累積近三百例）。

台灣婦產科醫師奉為圭臬的威廉產科學教科書從二○一四年出版的第二十四版開始，同樣建議限制使用會陰切開術。而且改變的不只這些，包括生產姿勢、常規靜脈注射等的臨床技術建議，都與舊日不同。

回顧文獻，留下紀錄的會陰切開術來自於十八世紀助產士針對緊急狀況的處置。那是生產還未進入醫院的年代，生產尚未機構化與醫療化，而且，還有更多助產士的處置與技術完全沒有留下文字紀錄。

隨著生產進入醫院，民眾漸漸信任醫生是「合格的」接生者，加上消毒滅菌觀念的演進、麻醉的藥品與技術、抗生素的發明、醫生掌握「怎麼生」的權力等因素，統統造就了會陰切開在一九二〇到一九八〇年間成為生產常規，即便這是一個完全違反產婦生理機轉的處置。[2]

一開始決議將會陰切開術列為產科常規，並沒有醫學實證的支持。全世界多少女性的身體，百年來就這麼名正言順地被介入——包括我自己，也包括我依照臨床指引，在還沒做順勢生產前對產婦身體造成的傷。多龐大的共業啊！

約莫兩年前曾與丹麥的助產師朋友討論接生技術，那時她就說她們在接生時已經不出手保護會陰了：「在丹麥，助產師與產科醫師會使用不同的技術避免會陰的傷害，只有少數個案執行會陰切開。生產進行當中也不會積極地用手撐開產道。我們會嘗試減緩胎頭娩出的速度，好讓會陰有足夠的時間延展，以避免受傷（放開保護會陰的手）。通常會在會陰使用溫敷以降低疼痛不適。這些技術會由助產師／醫師在助產學校或醫院，教授給學生們。」[3]

二〇一五年我從科技與社會研究所畢業，思考模式改變之後，決定以「順勢生產」的實作做為中年婦女二度就業的「逆襲」。而今，好孕團隊執行接生任務時，已從不剪會陰保護會陰，進化到放開保護會陰的手，做「hands off」的接生。

母嬰不分離，不只是為了餵奶

兩次生產，我都有到嬰兒室搶回寶寶的衝動。

二〇〇三年的台灣仍然籠罩在ＳＡＲＳ風暴之下，口罩是路上行人的標準配備，人與人之間關係緊張，距離遙遠。那也是政府推行母嬰親善醫院認證制度第二年。

五月底，我在受訓的醫學中心產下第一胎。夏天來了，病毒會因為暑氣而被鎮住嗎？誰也不確定，「隔離」還是最有效的方法，連媽媽和寶寶也必須「隔離」。

醫院原本已經開始實施的母嬰親善措施，因為ＳＡＲＳ感染管制，取消了「母嬰同室」（現稱「親子同室」），也沒有「產檯即吸」（現稱「即刻肌膚接觸」）＊，孩子出生讓我看一眼後就送到嬰兒室去了，連抱都沒抱到。

生完在產房觀察約莫一小時後，身體狀況穩定的我被送往產後病房，孩子則在「驗明正身」後進入嬰兒室，徹底與媽媽分開。隔離政策使然，我得等嬰兒室通知小孩要喝奶，才可以去嬰兒室餵奶。

產後四小時接到嬰兒室的電話，說寶寶想喝奶了，可以到嬰兒室哺乳。由於產後傷口疼痛、身體疲憊，從病房移動到嬰兒室對我來說真是「世界上最遙遠的距離」。

當時住的病房在十二樓，嬰兒室在另一棟建築的五樓，除非是半夜，電梯非常難等。常常到嬰兒室時寶寶已經哭到累了，一含上乳房就睡著。嬰兒室的護理師說：「陳醫師，我可是半小時前就叫妳了啊！妳怎麼那麼久才來？」

沒辦法，接到電話後得先排空膀胱，因為寶寶一喝常常是一小時以上。但產後會陰有傷口，每一次上廁所都是大工程，還要會陰沖洗、擦藥膏。傷口的腫脹更讓我寸步難行，堅持不坐輪椅實因坐下去壓到傷口痛苦一次，爬起來沒力氣撐起身體又痛苦一次——超過兩小時的第二產程讓我的神經因壓迫受損，雙腿無力——更何況不一定有人可以推我。

臨床照護時，我們都建議孕婦陰道產，因為恢復較快，但當時看著自己殘破不堪的身體，真懷疑那些建議是否出了錯？愈來愈多產婦由於傷口疼痛或產後疲憊無法移動，將餵養小孩的「工作」交由嬰兒室的護理人員全權處理，餵的是配方奶。

還記得等我好不容易把自己移動到嬰兒室，從同事手上第一次抱起寶寶時，感覺非常陌生，這真的是在我肚子裡待了十個月的小傢伙嗎？產後立即分離讓我和寶寶失去了連結，寶寶為什麼不能一直待在我身邊？母乳哺育是我的堅持，但和寶寶分開來讓我好辛苦，每次餵完奶都不想把寶寶「還回去」，心想如果寶寶可以一直待在身邊該有多好。

我在產前讀了陳昭惠醫師的《母乳最好》，知道她是母乳哺育的專家。SARS來襲，網路哺乳社群「寶貝花園」轉載了一篇陳醫師的文章〈在SARS風暴下的母乳哺育〉，提到SARS與母乳哺育的關係，目前仍無官方的正式建議。與此同時，陳昭惠醫師根據之前感染性疾病的經驗，提出了她個人的六項建議，其中針對產後的建議是「寶寶一生下來就和媽媽有肌膚接觸時，可以讓寶寶得到媽媽身上的正常菌種。如果嬰兒放在嬰兒室，將接觸到更多醫療工作團隊人員身上的各式病菌，暴露的危險性更大。

---

*「親子同室」與「即刻肌膚接觸」都是母嬰親善醫療院所的認證標準，希望藉由這兩項措施提高母乳哺育率。雖然是認證標準，其實也都是「母嬰不分離」的基本照護原則。

此時更應該母嬰同室，接觸媽媽和寶寶的醫療工作人員應該加強洗手，戴口罩。」

我很想把這份建議拿給同事們看，請她們把寶寶還給我，但醫院在這非常時期的政策，也不知該向誰建議才有用。為了不造成同事們的困擾，我把母嬰同室的要求吞了回去，反正自然產三天就可以出院，忍耐一下吧。

二〇〇六年懷第二胎後期，我收到朋友送的禮物《溫柔生產：充滿愛與能量的美妙誕生》（*Gentle Birth Choices*），書中強調身心靈合一的生產方式，和冰冷的產科教科書完全不同。我一度動了第二胎在家裡生的念頭，卻遭到家人反對，也找不到人幫忙，結果還是乖乖地回到受訓的醫學中心生。

想當初要生第一胎時，因為ＳＡＲＳ的關係，大家都說要來家裡幫忙生，被我拒絕了；這會兒我說要在家裡生，沒有ＳＡＲＳ的威脅，大家又說到醫院生才安全。

這一次由於產程太快，一到醫院檢查就直入產房，來不及說不要上點滴、來不及說不要剪會陰、來不及……孩子就衝出來了，幫我接生的學長差一點點就來不及接到寶寶。

當時醫院執行母嬰親善措施已經六年，情況「似乎」好多了。孩子出生後雖然沒有在產檯上做「肌膚接觸」，但有讓我抱一下。產後觀察時，孩子也一直和我在一起。大兒子恩恩並沒有因為我懷孕而離乳，孕期中我持續泌乳，這時抱起剛出生的二寶翔翔放上胸前，他一含上乳房竟就「咕嚕！咕嚕！」大口吞起母奶來。「初乳怎麼可能這麼多！」連我自己都感到訝異。產後觀察結束要被推去產後病房前，孩子被抱去嬰兒室洗澡。哪知這一去，又不還我了。

生產那天剛好寒流來襲。二寶是凌晨出生的，我在產後病房等到早上八點多還等不到孩子，明明入院時就簽好親子同室的同意書了，忍不住打電話去嬰兒室詢問。

「陳醫師，你的寶寶體溫一直不穩定，可能是天氣太冷的關係，也可能是才剛滿三十七周，我們把他放在暖床很久了都還是這樣。兒科醫師說要觀察，我們先『偷偷』推去給你餵奶，餵好之後，你要趕快讓他回來睡暖床啦，不然我們不好向兒科醫師交代。」

講完電話，我開始後悔沒在家裡生，又不把寶寶還我了。趕緊打電話向曾在醫院共事的兒科醫師兼大學同學求救，問她新生兒體溫不穩定怎麼辦。相對於我的焦慮不安，同學倒是老神在在，從電話那頭幽幽傳來：「唉喲！鈺萍啊，生了真正憨憨（台語）呢！就把孩子抱在身邊，一直在一起就好了，媽媽的身體是不用插電的暖床，可以調節寶寶的體溫啊！」

必須承認，我到那時才真正了解什麼叫做「母嬰一體」。媽媽和孩子一直在一起並不是只為了餵奶，也因為孩子不成熟的生理現象要靠母體調節維持，體溫就是一例。而這些年來做順勢生產，幾乎每次生產都能做到延遲斷臍、不限時的肌膚接觸，寶寶也延遲洗澡，大大降低了新生兒低體溫的發生機率。

曾聽資深的前輩醫生們說，以前新生兒出生都是睡在產婦旁邊，一直和媽媽在一起。這讓人忍不住好奇起來，將新生兒集中在嬰兒室的照顧方式，是從何時開始的呢？

我還有小時候和爸爸去醫院嬰兒室看小妹的印象。小妹出生後，好心鄰居對媽媽說：「放佇病院嬰兒室給護士小姐顧啦！你厝內還有兩個細漢囝仔，這樣欲安怎好好做月內？人講漢忠病院的護士小姐真厲害啊，足會曉顧ㄟ，你就放心佇厝裡好好休養，滿月才帶回來就好。」於是，小妹出生後頭一個月是在豐原漢忠醫院嬰兒室度過的。爸爸有一天帶我去看她，隔著嬰兒室的玻璃窗，爸爸說：「你看你看，面紅紅圓圓咧，真古錐有無？彼咧就是妹妹喔！」「咱加伊抱轉來去好無？為什麼伊愛佇這，未使同齊轉去厝裡？」我這麼問爸爸。

「一九五一年新設嬰兒室，由小兒科醫師陳炯霖接管嬰兒室。在此之前嬰兒由婦產科醫師負責照顧。」我在《台大醫院婦產科發展史》裡找到了台灣何時開始設置嬰兒室，將母嬰分開照顧的答案。台大醫院直到二〇〇八年婦產部搬到兒醫大樓才再度全面實行親子同室、母嬰一體的照護方式，但台灣許多醫療院所仍然維持著嬰兒室，母嬰分離的照護模式。

美國嬰兒室的歷史

嬰兒室的設置不是那麼理所當然的。

十九世紀的美國，生產剛開始進入醫院時，寶寶出生後是和媽媽在一起的。

一八九〇年因為母親產後感染的問題無法控制與解決，才想藉由嬰兒室的設置，將嬰兒與母親分開照顧，避免寶寶被母親感染。也在同一時期，科學母職日漸盛行，大家開始接受用奶瓶餵小孩配方奶。後來母親感染的問題雖然逐漸獲得控制，寶寶卻沒有再次放回媽媽身邊。

一九二〇至一九三〇年代在醫院，如果要餵母奶，普遍做法是按固定的時間將孩子推出嬰兒室送至媽媽身邊。如果媽媽乳汁不夠，就在嬰兒室補餵配方奶。

到了一九四〇年，小兒科醫師 Edith Jackson 開始提倡親子同室（rooming-in），強調這樣在醫院也能有在家的感覺，並提醒大家重視人性化生產與母乳哺育，讓媽媽們即使在醫院也能在如此重要與自然的生活經驗中，再度充權（re-empower）。當時親子同室的做法也解決了戰後嬰兒潮帶來的護理人力不足與嬰兒室感染兩大問題。

一九五〇年起，由於生產率下降，護理人力相對充足，醫院病床也不再一位難求，親子同室率開始下降，直到一九七〇年代女性主義與消費者運動興起才重新回升。

寶寶出生後該待在哪裡，看來不只受自然天性影響，政策、科學、健康與母職這些外在因素，統統影響了這個決定。[4]

第二章

乳你所願

讓母乳哺育成為一種時尚

母乳哺育其實是個含括醫療、文化、社會的大議題。

第一胎產後兩個月，我到診所擔任主治醫師，工作的同時持續哺餵母乳。有個學長對我說：「現在餵母奶只是種流行，那是因為最近電視上一些女明星都在餵，所以大家都趕流行餵母奶。過了一陣子，流行退潮，大概又沒人要餵了。」他的孩子都喝配方奶。

聽學長這麼說，我非常不服氣。對我來說，餵母奶是當媽媽的「理所當然」，是我選擇的生活方式，從不覺得是因為流行。

「以時尚為工具，女人跳脫本質，走進文化領域。」紐約州立大學時尚學教授川村由仁夜從文化社會學的角度解讀時尚，將時尚視為打造出來的文化象徵。時尚意謂社會結構具有某種程度的流動性，時尚也只存在於社會階層體系開放、富彈性的特殊現代社會環境裡。在這種社會中，社會地位雖然可能有差異，社會地位的流動卻是可能發生而且可以實現的。

社會學研究經常提到母職實踐有階級之分，也常說母乳哺育是種文化。那麼與其說餵母奶是種「流行」，我寧願說這是種「時尚」。生第一胎後至今年年攀升的母乳哺育率，更讓我見識到台灣社會環境的彈性與流動。

還記得那時帶小孩出門，常常慶幸自己選擇了母乳哺育，走到哪兒餵到哪兒，不用帶一大堆瓶瓶罐罐，也不用到處找熱開水。我曾在公園餵、在捷運上餵、在聚餐時一邊餵奶一邊進食。對我來說，餵小孩喝奶並沒有時間與空間的限制，但當時生活周遭少有人和我一樣，母乳哺育並不像學長說的那樣是種「流行」。

大兒子恩恩唯一一次喝配方奶的經驗是滿月時，我得出門送滿月禮，當時心急又第一次使用擠乳器，完全擠不出奶來，只好將奶粉交給婆婆。可能是配方奶味道與母奶不一樣，恩恩只喝了一點點。

產後兩個月我開始到診所工作，白天請婆婆照顧並瓶餵母奶，下午下班回家就直接親餵。看門診時因為不方便中斷去擠奶，為了儲備足夠的母奶，孩子半夜起來幾次，我就擠幾次奶。當時的奶多到可以分給先生同事的小孩，有些則在冷凍庫放到過期不知怎麼處理，後來給公公拿去澆花。

那時我並不知道有母乳庫可以捐乳，也不知道過度泌乳是可以調節的，更不知道其實只要在門診中擠一次奶，門診結束再擠一次，半夜就可以不用擠奶了。關於母乳哺育的「知識與技術」，當時的我真是貧乏得很。就這樣到了恩恩一歲半，白天不用喝奶，我才脫離半夜擠奶的日子。

後來買了房子搬家，我請娘家母親北上同住，一起照顧孩子。恩恩兩歲時我妹妹生產，產後住在我家讓母親幫她坐月子。妹妹坐完月子恢復工作，白天孩子就在我家和恩恩一起讓外婆照顧。小表妹出生後，恩恩常和阿姨搶擠乳器要擠奶，用擠乳器的動作還滿標準的！孩子從生活中學習一切技能，對恩恩來說這些育兒「技術物」一點都不陌生，揹娃娃也和媽媽、阿姨、阿嬤一樣要用揹巾。

當初看了《親密育兒百科》，書中提到有些原始部落的媽媽一直揹著孩子，孩子不易哭鬧又有安全感，媽媽也可以隨時呼應孩子的需求，揹巾因此成了我養育兩個孩子的必備工具，省力且餵奶方便。鄰居們已經很習慣我出門時將孩子揹在身上，彷彿是我身上的必備「裝備」之一。等孩子長大不需要揹時，還笑問「無尾熊怎麼不見了」？

恩恩兩歲三個月時，全家去澳洲玩，那時的恩恩很不喜歡到外面吃飯，常吵著只想待在旅館裡。幾年後提到去澳洲的事，他突然告訴我那時不想在外吃飯，是因為不想在別人面前喝奶，只因那時還不太會說話，無法確切表達。我這才回想起，從那時起有段時間他都不喜歡出門，在外頭也漸漸地不再討奶喝。孩子其實一直都在學著「社會化」，循序漸進在「離乳」呢！

很多母奶寶寶都是在媽媽懷孕時自然離乳，因為媽媽的乳汁開始轉變為新生兒需要的初乳，量變少、味道也改變了。恩恩三歲時我懷了弟弟，沒想到恩恩並沒有因此離乳。孕期哺乳成了我的新體驗與新挑戰。

當時曾試著在醫學期刊或教科書中尋找孕期哺乳的相關資料，遍尋不著。以配方奶為餵食嬰幼兒主要方式的醫學知識中，沒有孕期哺乳的討論，婦產科醫師對孕婦的建議通常是懷孕了就離乳。有鑑於找到的有限資料沒個準，我決定憑直覺繼續餵下去。

孕期當中曾有幾次無痛性出血，不敢讓任何人知道，心想大家一定會勸我不要繼續餵，卻無法理解媽媽與兩個孩子之間的情感糾結。「沒人懂的！」這麼對自己說，在母乳哺育這條路上經常覺得孤獨，也常感到醫學知識和實際經驗的斷裂與疏離。

懷孕後奶量少了很多，恩恩喝的時候幾乎不太有「咕嚕！咕嚕！」的吞嚥聲，乳頭的不舒服讓餵奶成了件苦差事，第一次動了離乳的念頭，卻因心疼孩子對媽媽的依戀而沒有付諸行動。懷孕中期，恩恩自動停了晚上睡眠中的夜奶，白天喝奶的次數減為一天兩、三次，不過就是不會不喝。

弟弟出生後，開啟了一大一小同時哺乳的獨特經驗。

一開始恩恩看到弟弟喝就會湊過來要一起喝，弟弟喝幾次，他就要喝幾次。後來實在受不了這樣的「搶奪」，規定輪流。恩恩就說要認領右邊，因為右邊奶比較多。歷經約莫兩個月的兵荒馬亂，恩恩才比較習慣弟弟的存在。家裡多了一個新成員，每個人都要重新尋找自己的定位。

弟弟出生後，給恩恩離乳的念頭更常出現。有一次採取行動，恩恩卻把氣出在弟弟身上而去打弟弟，讓我不敢再次嘗試。有次恩恩感冒發燒，連續兩天都沒討奶喝，決定把握機會，對他說：「恩恩你長大了，ㄋㄟㄋㄟ已經不能保護你了，ㄋㄟㄋㄟ是用來保護小寶寶的，我們以後不要喝了喔！」

離乳第一天，恩恩狂哭，趕緊把門窗全部關起來，深怕鄰居誤以為虐童而去報警。孩子也開始出現一些退化行為，很多原本自己會做的事情都變成需要幫忙，整個過程對母子兩人來說都相當辛苦。

好在，哭的時間一次比一次短，間隔一次比一次長。幾天後，白天理智發揮作用，不再討奶喝，奶癮發作時就要我用揹巾揹著唱歌給他聽。半夜潛意識不受控制的討奶行動才是辛苦，奮鬥了一星期才成功。

「離乳行動」滿一周時，一趟花蓮的家族旅行因為轉換環境而成功離乳，退化行為也在出門旅行時消失。弟弟開始「一人獨享，無限暢飲」的日子，直到四歲多自然離乳，這才結束我八年多未曾間斷的哺乳生活。

二〇〇七年決定弟弟出生後就辭職暫時不當醫師，全心照顧孩子們時，我曾經立下心願，「當媽媽的經驗、餵母奶的經驗，希望對日後行醫是一種助力。期許自己回到職場後，能給媽媽們更人性化的生產，也能幫助更多想餵母奶的媽媽。」一度天真地以為只要哺乳率提高就天下太平，卻沒想到母乳哺育其實是個含括醫療、文化、社會的大議題。

近二十年來，無論是政府政策、醫療體制、社會大眾對於母乳哺育的認知都不斷改變。哺乳率提高之後，媽媽與寶寶們面臨的問題也愈來愈多樣，再加上身處網路資訊發達的當代，反而更容易迷失在無法分辨真偽的資訊洪流中。另一方面，醫學知識體系中針對母乳哺育的相關知識，以往都建立在母嬰分離、機械論的討論之上，尚待修補，也仍然需要時間。

有感於等待體制與知識體系的改變太慢，希望能提供媽媽與寶寶們直接的服務，二〇一三年我與兒科楊靖瑩醫師、毛心潔醫師一同成立了哺乳諮詢門診。我們希望成為哺乳家庭的設計師，找出順應每個家庭的最佳哺乳模式，並期盼經由這項新嘗試，讓所有哺乳家庭在母乳哺育中找回親子連結的美好價值，讓母乳哺育成為一種時尚、一種生活方式。而這樣的模式，也成了日後好孕助產所的種子。

台灣母乳哺育率的提升

二〇〇三年五月我生第一胎時，台灣母乳哺育率並不高。根據行政院衛生福利部的統計，二〇〇四年產後第一個月純母乳哺育率為三十三・二％，第六個月為十三・一％。

政府的母乳哺育政策雖自一九九二年啟動，但從哺育率來看，直到二〇〇一年政府依據世界衛生組織／聯合國兒童基金會提出的成功哺餵母乳十大措施標準，著手推動母嬰親善醫療院所

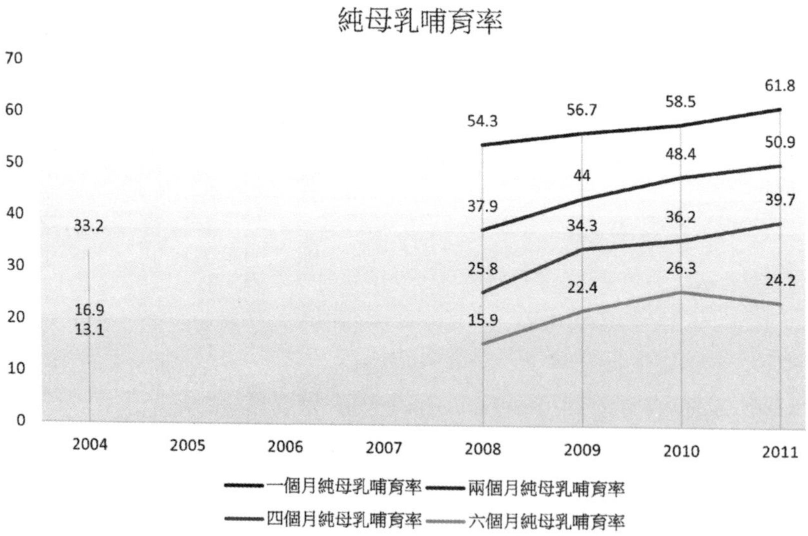

認證，一九五〇年至一九八〇年奶粉輸入期逐漸下降的母乳哺育率才開始止跌回升。尤其是在推動前幾年，上升幅度很大。政策的推行，是讓哺乳率上升一個很重要的推力。

到了二〇一一年，產後第一個月純母乳哺育率六十一・八%，總母乳哺育率（含母乳與配方奶混合餵食）達八十七・五%。

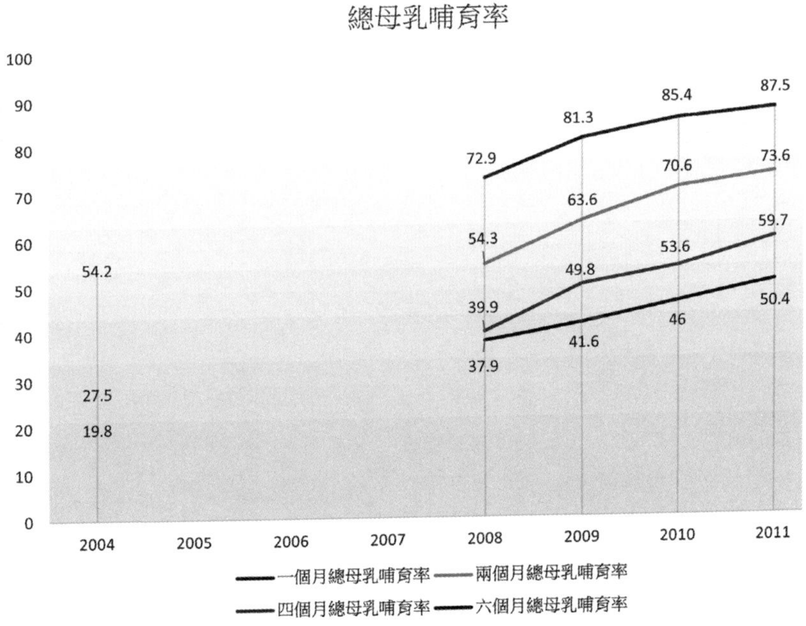

當媽媽，不當奶媽

哺育是和孩子的相處與互動，
不是講求效率的「工作」。

近年產後護理之家逐漸成為產後照護的首選，大部分人認為的理想產後照護方式是把媽媽與寶寶分開，將寶寶放在嬰兒室由護理師照顧，產婦在房間不受打擾地好好休息，「坐好月子」。「反正以後要照顧小孩一輩子呢，不差這一個月。」很多過來人都這麼說。

兩次生產我都在家讓母親幫我坐月子，孩子一直和我在一起。我對於產後護理之家的想像是有人每天打掃房間與送餐，讓媽媽專心與孩子相處，照護模式是親子同室，母嬰一起照護，就像在家裡一樣。當年還在醫學中心工作時，產婦回家後的母乳哺育率不約而同都上升了，因為在醫院時寶寶幾乎都放在嬰兒室，回家後才一直和寶寶在一起。

沒想到經過這二十年發展，大多數產婦選擇將孩子放在嬰兒室，自己在房間裡「按時」把母奶擠出來，再交給嬰兒室的護理師餵食與照顧，願意把孩子一直帶在身邊親餵照顧的媽媽並不多。媽媽成了自己孩子的「奶媽」。

對比於我自己十多年前的哺乳經驗，產婦產後離開醫院入住產後護理之家，延續了機構式的照顧，母嬰之間被愈推愈遠。事實上，產後第一個月母嬰需要持續建立許多身心連結，分離開來的照顧方式將造成許多問題，也影響了母嬰雙方短期與長期的健康。

我在二〇一一年曾經參與一間產後護理之家的籌設，成立後的每周巡診成了回歸職場的預習。由於那時我已具備母乳哺育種子講師的資格，訪視產婦時除了基本問診，也會特別關心她們的哺乳情形、是否遇到問題。

曾有產婦問我：「陳醫師，我母奶很夠，寶寶喝很多，便便也很多，為什麼這星期已經第三天了，寶寶體重沒有任何增加？」

通常我會要媽媽們不要那麼在意寶寶的體重，但三天體重都沒增加並不尋常，我仔細詢問她如何餵奶。

「之前寶寶不喜歡親餵，我都用奶瓶餵他。最近他比較願意直接喝了，我會看時間，大約三個小時給他喝奶。可是他大概十到十五分鐘就會睡著不喝，我會把他弄醒，再用奶瓶補餵八十C.C.。他如果哭，我會讓他哭一會兒，再餵他。晚上九點以後，我會把他推回嬰兒室，早上大約八點我起床了，再把他接回房間。」

這樣餵食的問題出在哪呢？問題出在「規律餵食的迷思」，看時鐘餵奶而不是看寶寶釋放的訊息；問題出在「媽媽處於過度泌乳的狀態」，孩子喝到睡著其實就是已經飽了，後面再補的反而增加孩子身體的負擔，而且母親處於過度泌乳狀態，寶寶喝到的大部分是脂肪含量較低的前奶；問題出在「孩子哭不要馬上抱的迷思」，讓孩子消耗過多能量在哭這件事情上；問題出在夜間照顧模式的轉變會讓孩子減少喝奶，也無法建立穩定的作息。

是的，並非媽媽的奶愈多愈好，也不是寶寶喝愈多愈好。在母親泌乳足夠的情況下，照顧方式的誤差還是有可能讓孩子長不大。

另一方面，對媽媽來說，母乳哺育有親子連結與許多健康上的好處，如果是擠出來餵，這些好處可能就不成立了。

很多產婦都告訴我，她們使用擠乳器擠奶時總有種被掏空的疲憊感，沒有親餵時那種滿足與愉悅。面對機器與面對寶寶，身體啟動的是全然不同的神經荷爾蒙分泌機制。哺乳期之所以被稱為第四孕期，正因親餵可以同時刺激媽媽與寶寶釋放「愛的荷爾蒙」催產素，延續母嬰一體的生理機轉相互調節，寶寶還可以在親餵的動作協調中發展神經與肌肉的平衡。若使用擠乳器擠奶，對母親來說變成有壓力的「勞動」，不但交感神經興奮，催產素的分泌也可能不足。

至於「媽媽把奶擠出來餵」，寶寶到底喝得比較多還是比較少呢？這取決於媽媽與寶寶有沒有一直在一起，以及瓶餵的方式。

擠出來的母奶，成分與親餵已經不同。從擠奶、儲奶、回溫加熱，直到進入寶寶口中，每一步驟都有細菌汙染的風險。而且當照顧者用奶瓶餵母奶時，常常會重回配方奶「規律餵食迷思」的哺餵模式，於是又帶來了過度餵食的問題。

推廣母乳哺育時，經常聽聞「再怎麼樣，餵的是母奶還是比配方奶好」。但這裡指的「成分的好」僅僅針對物質面，若深入探究，對於母嬰互動而言，親餵與瓶餵終究有生理與心理各方面的差別。

英國一份針對產後四周內把奶擠出來餵的研究歸納了這段時間把奶擠出來的五大原因，包括還想繼續哺餵母乳，但要處理疼痛問題；解決母親身體無效率

（inefficiencies）的問題；促進或終止「依附過程」（bonding process）；解決公開場合哺乳的問題；獲得些許獨處的時間與處理哺乳需求的方法。

如果說母乳哺育在不同國家有不同的文化脈絡，我驚訝於這份英國研究與我在產後護理之家巡診的觀察之間的高度一致性。有些全職媽媽並不會因為工作而需要與寶寶分離，卻還是使用擠乳器，把奶擠出來瓶餵。但也常常因此使母乳哺育進行得不順利，提早離乳。讓我更訝異的是，英國婦女有六個月的產假，多數婦女卻還是選擇擠奶。

從英國這項研究看來，媽媽們把奶擠出來，並不只是考量回到職場後要與寶寶分開，許多不需要與寶寶分開的母親還是會因為各種理由而使用擠乳器。然而，擠乳器的使用並不像廣告上時常呈現的那樣，能夠帶給哺乳母親效率與哺乳的持續。

若將這張因擠乳器連結而成的網絡再張開些，對應於「讓寶寶喝到奶」這件事，有親餵、手擠、擠乳器三種選擇，使用擠乳器的媽媽和這個技術物如何有更自由的關係？又該如何讓選擇母乳哺育的媽媽覺得自由？若按照原本的想像——因為母親需要回到職場與寶寶分開，所以需要使用擠乳器，在家帶小孩的母親、產後護理之家坐月子的產婦，應該都不需要用，她們卻成為擠乳器的使用者，為什麼？媽媽們使用擠乳器，並不是需不需要回到職場這麼單純的考量而已。

產後護理之家的產婦若身體狀況允許，大部分白天都願意讓寶寶留在房間，親餵或瓶餵母奶。若覺得寶寶喝不夠，需要補配方奶，通常會推回嬰兒室請護理師瓶餵。「回嬰兒室補配方奶」在產後護理之家似乎成為約定俗成的分工。也曾有產婦一入住就表明寶寶喝配方奶，不餵母奶，在醫院已經退奶，但希望寶寶一直和她在一起，留在房內自己照顧。

對比於把母奶擠出來，卻將孩子一直放在嬰兒室給護理人員照顧的寶寶，無法量化的親子關係讓我不禁想問：「餵的是母奶就比較好嗎？原本需要母嬰兩個身體一起協調達到的泌乳供需平衡，把兩個身體拆開來也辦得到嗎？餵的是配方奶，寶寶就給誰照顧都沒關係嗎？」

照顧寶寶，我們很容易落入身心二元論的迷思，彷彿只要把寶寶餵飽就天下太平。然而正如兒童精神科周仁宇醫師在接受雜誌關於嬰兒安全感的訪談時指出的：「嬰兒與照顧者之間的互動，是這場生存考驗當中最重要的一環。」好比正常情形下，孩子一出生自然會出現饑餓的感覺和尋乳反應，照顧者通常也有能力和意願餵養孩子。另一方面，從精神分析的角度來說，寶寶會用各式各樣的方式將他的需求和焦慮拋給媽媽，雖然這些需求與焦慮對他來說常常很模糊，他還沒有能力清楚知道，但他只要把這些拋出來，媽媽便會回應他的需要、消化他的焦慮。

「有奶便是娘」在真實世界並不成立。美國心理學家 Harry Harlow 的恆河猴實驗雖然飽受研究倫理質疑，但該研究顯示，當實驗設計將小猴子與母猴分開時，小猴子會出現吸手、搖晃身體、躲到牆角等焦慮行為，若在這時將小猴子放進有兩個假猴子媽媽的鐵籠中，小猴子會在絨布猴媽媽身上尋求安撫，肚子餓時才去鐵絲猴媽媽身上吸奶，吸完奶又回到絨布猴媽媽身上，或是乾脆踩著絨布猴媽媽的身體，把頭湊到鐵絲猴媽媽身上吃奶。

產後的母嬰照護，怎樣才是理想的照護模式呢？

護理師常對我反映的難處是，產婦們覺得住進產後護理之家就是要休息，和寶寶在一起會睡不好，所以應該把寶寶放在嬰兒室讓護理人員照顧。於是護理人員的工作得分為嬰兒室（照顧寶寶）與外圍流動（照顧媽媽）。然而，照護人數若改用「母嬰一體」計算，護理人員與媽媽的「工作量」就能同時減少，畢竟再怎麼精實的「嬰護比」，一個護士阿姨照顧四個寶寶已經很夢幻。如果兩個寶寶同時有照護需求該怎麼辦？常看到嬰兒室的護理師一隻手抱著孩子餵奶，另一隻手忙著安撫一旁正在哭的寶寶。

好想讓母親們知道，「哺育」是和孩子的相處與互動，不是講求效率的工作。孩子待在媽媽房裡，「至少」有媽媽一對一的照護，無論餵的是不是母奶。將孩子放在嬰兒室，孩子面對的是「永晝」與吵雜的環境，擾亂他們建立作息；肚子餓了不一定馬上有人呼應；三班輪流的照顧手法也不同。與此同時，月子期間的照護模式不只影響日後哺乳的順利與否，也會影響長期的親子關係。

自由該建立在獲得充分資訊後做出的選擇。而母親的自由，不必然要透過與嬰兒分離才能得到。

母嬰同眠與母乳哺育

睡眠與夜奶，一直是許多母奶媽媽的困擾。

就生物學來講，寶寶出生後，至少頭一年和媽媽一起睡覺與夜奶是必要的。寶寶還在媽媽肚子裡時，透過羊水聽著媽媽的聲音、聞媽媽的氣味、和媽媽一起動，感覺媽媽的血管跳動與呼吸。寶寶出生後，一直與媽媽在一起可以延續這樣的熟悉感，讓母嬰關係從子宮內延續到子宮外，臍帶與羊水的功能則改由母奶替代。長久以來，考慮新生兒的問題，母嬰向來一體不可分。

要談母嬰關係，必須從演化的觀點來看，西方國家自二十世紀以來卻捨棄演化觀點，也捨棄了傳統文化母嬰關係的密切，單獨討論新生兒問題，以至於愈走愈偏，把母嬰愈推愈遠，公共政策甚至提出親子同睡是危險的，卻不細究箇中原因（床墊太軟？母親或父親抽菸？），也造成了這世紀以來的配方奶與母嬰分離，以及隨之而來的更多危險與問題。反觀一些維持母乳哺育與母嬰同眠照護方式的國家，反而沒有睡眠呼吸中止這類問題。

就自然演化來說，母嬰是一體的，雙方在生理上和心理上都互相影響。母乳哺育應該由嬰兒來主導，寶寶餓了，有需要就喝，而不是照表操課。母嬰一直在一起，延續子宮內到子宮外的連結，才是對寶寶最理想的照護方式。

人類因為演化成雙腳站立，空出雙手來使用工具，骨盆腔愈變愈窄小，腦容量愈變愈大，當其他胎生動物嬰兒的頭都比骨盆腔出口小時，獨獨人類嬰兒的頭有可能比母親的骨盆還大，這既讓人類的生產是危險與困難的，也讓人類的嬰兒必須在頭還沒大到生不出來前就出生。

寶寶出生時的腦容量只有成人的四分之一，甚至無法自己移動，如此不成熟，自然需要照顧者的全心照顧。即便和人類的近親猩猩相比，人類出生時都相對不成熟許多，甚至可以說所有的人類寶寶和猩猩寶寶相比都算早產兒。母嬰不該分離，正是因為寶寶許多功能的建立、器官的發育，都得靠媽媽！

另一方面，和其他哺乳動物比起來，母奶中的脂肪與蛋白質比例較低，卡路里也較低，所以寶寶必須賴著媽媽並頻繁喝奶，獲取足夠的熱量。與此同時，乳糖在母奶中占了很高的比例，這是因為寶寶出生時僅有成人二十五％的腦容量要在頭兩年長到八十%，而乳糖是腦部發育的必須成分。

嬰兒與母親分離就會哭其實是一種自我保護機轉，因為沒有媽媽等於沒有奶，等於活不下去。相比於非洲草原的獅子，獅子的奶脂肪與蛋白質含量高、熱量也高，獅子媽媽可以外出獵食十二小時之後再回來餵獅子寶寶，離開時獅子寶寶也不會哭（媽媽要離開那麼久，哭會招來敵人）。有一派說法主張寶寶哭時不要理可以訓練寶寶獨立，餵食要按照時間，就生物演化觀點來說都是不對的。

呼吸亦然。一般觀念認為呼吸是自我調節的，不受他人影響。但寶寶不同，曾有實驗把一隻有呼吸動作的機器泰迪熊放在患有呼吸中止症的新生兒旁邊，寶寶呼吸中止的頻率減少了六十%之多。因此當寶寶和媽媽在一起時，寶寶的呼吸會受媽媽影響，也就是媽媽可以幫助呼吸系統尚未完備的寶寶，讓他的呼吸更規律。

事實上，寶寶在媽媽肚子裡時就已經開始練習呼吸了，最早在二十一周可能就有呼吸動作。胎兒在三十到三十一周大時，已有四十%時間有呼吸。有人觀察到，寶寶在媽媽肚子裡的呼吸動作會配合媽媽的心跳頻率，也就是媽媽心跳兩下，寶寶呼吸一次。

若仔細觀察一個懷孕三十周的媽媽整整二十四小時，會發現寶寶的呼吸在每個小時的頻率都不同，最頻繁的時候是媽媽吃完飯後兩到三小時。凌晨四點到七點也很頻繁，推測是因為此時媽媽的血糖濃度最低，而周遭環境最安靜，寶寶專心地配合著他聽到的血流聲音在調節呼吸頻率。

另外，要引發呼吸動作，靠的是呼吸中樞的二氧化碳濃度。寶寶在媽媽身邊，媽媽呼出的二氧化碳可以幫助寶寶引發呼吸動作。媽媽呼吸時胸部的起伏也能幫助教導寶寶呼吸。已有研究報告證明與媽媽同床的寶寶，呼吸頻率比和媽媽不同床的寶寶規律許多，也證明了睡眠呼吸中止而猝死的問題不會發生在母嬰同床的寶寶身上。

當寶寶趴在媽媽身上時，無論是早產兒或足月兒，呼吸都會比較規律、能量運用更有效、血壓較低、長得較快、壓力較小、較安心……這些數據告訴我們，媽媽與寶寶之間的感覺傳達調節了寶寶尚未成熟的生理系統，母嬰是一體的，嬰兒不該離開媽媽。

已有許多研究報告證實，母嬰的肌膚之親，對於寶寶無論是生理上或心理上的生長發育都很有幫助。觸覺的刺激經由迷走神經的傳導，可讓寶寶的腸胃吸收更好、免疫功能發展更健全。同時寶寶比較不緊張，體溫較高，血氧濃度也較高。寶寶較少哭泣，睡眠品質較好，與媽媽之間建立的信任感與滿足感也能幫助媽媽對哺育母奶更有信心、奶量更足、餵得更久。

即便是其他哺乳動物，剛出生時已比人類成熟許多，與母親分離仍舊會造成心情憂鬱、心律不整、體溫降低、壓力上升、睡眠不好、容易感冒等諸多問題。要討論寶寶的問題，真的不該只著眼於寶寶，母嬰是一體的。

幸好，認為母嬰該分開、寶寶哭了不要理、配方奶對寶寶比較好這類觀念，透過公共政策和社會潮流「荼毒」母親們近一世紀之久之後，近幾十年終於開始改觀了。要知道，孩子哭的時候，媽媽是會噴奶的，此時要求媽媽不去抱又是何等的酷刑！

值得一提的是，西方社會之所以認為母嬰應該分開，可說是宗教上、道德上、文化上長久累積下來的推論。包括：

一、人性本惡說，認為孩子如果不從小訓練管教，會被寵壞。

二、怕小孩看到爸爸媽媽在做愛。

三、有些媽媽承認為了控制家庭人口數而殺嬰（可參考 Sarah Blaffer Hrdy《母性》（*Mother Nature*）一書，裡頭對殺嬰行為有詳細的分析與討論），所以教會禁止媽媽與寶寶同眠。

四、社會價值觀認為要盡早讓小孩自律、自我控制、獨立。

五、專家的產生，父母養育小孩轉向醫生、專家求助。

六、過分強調夫妻之間的愛，認為不該讓小孩介入破壞。

七、過分強調新科技的優點，認為配方奶優於母奶、會動的玩具刺激優於媽媽與寶寶之間的肌膚之親。

在英國，約莫一世紀前，很有影響力的 Truby King 醫師寫了一本《英國的母親》（*Mother Craft in Great Britain*），教導媽媽們如何當母親，書中除了建議母嬰分房睡，也要求依照嚴格的時間表餵食與睡覺。這個觀念受到美國 John Watson 醫師的全力支持與推廣，還加入心理學，認為這樣對小孩的身心健康來說是最正確的。Watson 強調，晚上父母與小孩的接觸愈少愈好，時間愈短愈好，如有需要，不要超過輕拍三下與額前一吻。之後陸續有許多所謂的專家師承此一學派，加以發揚光大，甚至在媒體上大力宣傳。

雖然有學者提出相反的看法，反對聲音卻被淹沒了，父母被教導著如何順應時勢，訓練小孩，儘管父母內心的本能與這些所謂正確的方法完全相反。不難想見，之後的科學研究當然也以這樣的基礎論調展開研究，無怪乎研究結果更加強了這些觀念是正確的看法。

據研究，全世界有四十四％至七十五％的媽媽與小孩一起睡覺。甚至可以說，排除西方國家的話，地球上沒有其他地方的媽媽是與寶寶分開睡的。最常見的母嬰同眠形式是寶寶挨著媽媽身邊，睡在同一平面上，這樣對寶寶同時有觸覺、聽覺、嗅覺、視覺的刺激，以及與媽媽的互動。

美國醫學人類學家 McKenna 與 Bernshaw 在 UC Irvine 醫學院與 Notre Dame 大學的母嬰睡眠行為實驗室中，針對哺乳母親與寶寶的睡眠做了長達二十年的研究。[5] 西方國家許多父母不曾和孩子一起睡，他們對此提出詳細的實證資料，討論何謂「安全的睡眠」，呈現了母乳哺育與親子同眠的關係、母嬰之間無法被量化的連結，是如何影響著彼此的生理穩定，甚至影響了寶寶的性命安全。

工業發展的緣故，西方世界其實直到近一兩百年才將母乳哺育與嬰兒的睡眠當作兩件事來討論。對此，McKenna 與 Bernshaw 認為若是從演化的觀點來看，關於嬰兒發展的任何研究，如果沒有將母乳哺育與嬰兒的睡眠發展一起放入考慮，就是一個不完整、不準確，或是既不完整也不準確的研究。他們從醫學人類學的視角，討論著一個醫學上至今仍無定論、無法解決的「新生兒猝死症」。

根據他們的歸納，母嬰同眠的短期益處對媽媽來說包括：睡得較多、對睡眠品質較滿意；對寶寶的生理反應較敏感；較有能力解讀寶寶釋放的任何訊息；奶量較充足；泌乳激素濃度較高延長產子間隔；很快地回應寶寶的需求；對上班媽媽來說有較長的親子相處時間。對寶寶來說包括：增加母奶量，時間和次數都增加了；增加寶寶睡眠的時間；較少哭泣；對媽媽溝通的敏感度增加；淺眠時間（第一、二期）較多，深眠時間（第三、四期）較少，但就年紀來說是適當的；心臟跳動次數增加；減少睡眠第三、四期發生呼吸中止的次數；清醒時表現較佳。

接受觀察的寶寶年紀是十一到十五周大，這些寶寶挨在媽媽身邊睡，晚上平均約一個半小時喝一次奶。喝奶的時間與次數增加，對媽媽和寶寶都有益處。母嬰同眠，彼此在生理與行為上是互相影響的。雖然醒來的次數較多，對寶寶來說，可能因此降低了呼吸中止發生的機率，對媽媽來說，雖然睡眠一直中斷，可是統計起來，媽媽感覺睡得好與睡得飽的比例卻遠遠多於母嬰分眠的媽媽。母嬰同眠時，媽媽與寶寶睡眠是同步的，也就是寶寶醒來要喝奶時，媽媽也醒了。

很多人認為一覺到天亮對寶寶的健康最好，其實是不對的。對於出生三個月至四個月的嬰兒來說，處於深沉睡眠當中反而更容易發生睡眠呼吸中止而猝死。

撇開攸關生死不說，據統計，獨睡的寶寶反而較容易發生睡眠障礙與睡眠問題，長大上學後也比較容易被老師認為難以控制、較不快樂，還有許多負面的影響。換言之，當初獨睡的本意是要盡早訓練小孩獨立自主，但孩子反而因為嬰兒期沒有得到該有的安全感與滿足，影響日後表現，適得其反。而與母親同眠的孩子，日後對自己較有自信、較快樂，較不怕與人接觸，較不容易有精神上的狀況。

身處當今由科技主導的社會之中，我們很容易相信科學研究是「事實」，與該事實相符的就是「正常」，卻沒有探究科學知識形成的過程是否立基於錯誤的假設之上。如果我們把「媽媽與寶寶分開，媽媽才能獲得充足休息」當作「事實」，「坐月子的媽媽夜間將寶寶交給嬰兒室的護理人員照顧，以得到完整的睡眠」當作「必然」，將永遠看不到母乳哺育與親子同眠才是符合生理運作的生活方式，也看不出媽媽與寶寶的生理現象如何巧妙地互相調節，有許多生理現象得把兩個身體放在一起才會啟動運作。

這樣的分離造成了許多寶寶就此再也回不到媽媽身上親餵，也是我經常在哺乳諮詢中遇到的問題。常常花了好大的力氣，寶寶還是「回不去」，即便媽媽們請了育嬰假，並不需要回到職場與寶寶分開，還是只能把母奶擠出來用奶瓶餵食，成為自己孩子的奶媽。

一九七二年是西方國家母乳哺育的低點、配方奶哺育的高點，在這一年之後，母乳哺育在有心媽媽們組成的義工組織推廣下日漸改善。除了一般大眾的觀念需要改善，醫學知識與實作技術也需要改變。此外，近代兒科知識同樣建立在母嬰分開來考慮的基礎之上，直到近年才漸漸改變。幾十年之於一世紀，我們還有很長一段路要走。[6]

嬰兒反射動作

反射動作（reflex）簡單說就是「非自主動作」（involuntary movement），就是由腦幹驅動（brain stem driven）、大腦無法控制，為了確保生存的動作。對新生兒來說，反射動作將協助他們從水生（羊水）轉化為陸生生物。

反射動作最早在胚胎五周大時就已存在了，這些反射動作的發展是為了確保胎兒在媽媽肚子裡的生存與發展，並確保胎兒能在生產時平順地下降與出生。待產時讓媽媽自由活動不受限制，也可以讓胎兒更有空間移動。

生產的過程是胎兒這些反射動作的「初始設定」過程，若這個過程沒有發生或受到中斷，抑或施加外力，對於嬰兒的動作統合與發展都有影響。試想，要是在生產過程中使用硬膜外注射藥物減痛，阻斷感覺神經的傳導，不但影響了母親生產過程的反射動作，也影響了胎兒的反射動作。若這些反射動作對兩個身體的「生存」有這麼大的功能與意義，使用醫療介入會不會反而將母親與胎兒置於險境呢？

當然，母體孕期的狀態也很重要，既然反射動作最早在五周大就開始發展，若母親孕期中有身心創傷，不只會影響子宮環境的平衡，也會影響寶寶發展反射動作。

與生存有關的反射動作包括：

- 「Asymmetric Tonic Neck reflex」頭的左、右轉向時身體的平衡，可以維持嬰兒在媽媽身上的穩定，尤其是更換哺乳方向時。例如從右邊乳房換到左邊乳房喝奶時。正因如此，瓶餵照顧者要記得換邊，不要一直用同一側抱姿餵奶。
- 「Spinal Galant Reflex」讓嬰兒順利「爬行」通過產道，肌膚接觸時爬上媽媽的乳房。喝奶時維持姿勢的穩定。
- 「Tonic labyrinthine reflex」出生到陰道口時的 extension 動作，也關係著嬰兒的良好吞嚥、維持呼吸道的順暢。
- 「Root reflex」定位乳頭，建立哺乳。
- 「Grasp reflex」維持姿勢穩定，刺激媽媽乳房泌乳（寶寶自備疏乳棒，不用買，天然的最好，請不要把嬰兒的手包起來）。
- 「Suck reflex」刺激嬰兒釋放腦內啡，怪不得會上癮！
- 「Barbinski/plantar reflex」生產過程協助下降（很多媽媽在生產時會感覺胎兒的

強力「蹬牆」，就像游泳比賽時要折返的動作）。

- 「Moro/Startle reflex」維持姿勢穩定，避免新生兒猝死的發生，調節狀態。很多照顧者包裹嬰兒的理由在於避免發生驚嚇反射，但該反射對生存有重要意義，不該因為長時間包裹而限制了這個動作的發展。

新生兒出生後會用各種反射動作穩定在媽媽身上，這最初幾小時的肌膚接觸對嬰兒與雙親來說可謂「大腦的食物」。對嬰兒的好處包括：身心平衡、大腦的生長、睡眠、溫暖與調控、心跳穩定、較穩定的體重與血糖濃度。對雙親來說：充足的乳汁、雙親的腦部健康與發展（親職的轉換）、免疫功能、快速療癒、心理健康的好處。

哺乳時的反射動作亦然。沒有人不喜歡在燈光美、氣氛佳，還有悠揚樂聲的餐廳中與愛人共進晚餐，甚至光想像就食欲大開（催產素大量分泌！）。但我們的嬰兒出生後是怎樣被餵食呢？

- 被包住，限制了所有的反射動作（被五花大綁只能張口吃飯？）
- 讓陌生人餵，而且每八小時換一個，就算餐點多美味也感覺不出來（目前產後護理之家的常態）
- 時間到了才能吃，不管是不是已經餓到大哭（依時餵食而非依寶寶需求）

• 全部都得吃完，即使那遠遠超過你吃得下的分量（新生兒的食量在出生一周泌乳進入平衡之後，幾乎是固定的）

• 環境吵雜明亮，而且被迫在二十分鐘甚至更短時間內吃完（各機構的嬰兒室）

當每一餐都是壓力時，寶寶如何對照顧者產生信任？如何和這個社會產生好的連結？

相信媽媽、相信嬰兒，讓他們找回最舒服的方式相處。所有的反射動作成型的基本原理，都是「韻律」、「重複」、「動作」。

從另一個角度來說，要是親餵發生問題，協助哺乳的專業人員也可以透過評估反射動作來協助雙親找出問題所在。比如：兩邊動作是否對稱？動作是否符合月齡的表現？從給予刺激到做出動作中間是否有所延遲？動作是否平穩持續？並在每次諮詢前先花五到六分鐘評估嬰兒的反射動作，或是教雙親如何觀察與自行評估。

一般常見會影響嬰兒反射動作統合的情況，包括早產、限制嬰兒活動、先天神經肌肉系統或遺傳疾病、施打疫苗的部位改變了肌肉張力、創傷（母親或嬰兒的身心創傷）、壓力（照顧者的狀態、不穩定的餵食環境）等。

同樣值得強調的是，新生兒從「非自主動作」轉變為「自主動作」（voluntary

movement）的過程，「整合」（intergration）也是自然發生的。若是不限制嬰兒的動作發展（過緊的包裹、不理想的揹負或移動方式、將新生兒置放於無法自由活動的地方），藉由不斷重複的動作，新生兒將能把這些「反射動作」整合為「自主動作」，原始反射也會隨著月齡逐漸消失。在不斷重複之中，新生兒的動作會愈來愈穩定，達到動作發展的里程碑。

以「驚嚇反射」（moro reflex）為例，命名的謬誤讓大家誤以為出現這個動作就代表嬰兒受到了驚嚇，為此包裹嬰兒。然而，嬰兒若因長時間包裹，沒機會統合這個反射動作，勢將延遲動作發展的里程碑。確實，嬰兒剛出生時，這些反射動作看起來或許很嚇人或不精準，畢竟本來在水裡，環境和在陸地上完全不同。但隨著時間與環境及照顧者互動，反覆修正，他們的動作將愈來愈平順。

關於身體動作的學習與產生，《成為有能的自己》（*The Potent Self: A Study of Spontaneity and Compulsion*）一書針對嬰兒從出生後與環境互動產生的身體動作與人格、行為發展，提出了更深入的見解，節錄如下：

> 從生命最初時刻開始，就可以區分出兩種行動：(1)一種是我們以自己的方式運作，

比如學習順應身體的需求。(2)另一種會激起負責照顧我們的成人的情緒，而鼓勵我們繼續同樣的行動，或根據其判斷盡其所能阻止我們的行動。兩者之間並沒有明確的分野；也就是說，我們保留以自己方式進行的行動，會突然成為大人干涉的焦點，反之亦然，原本被嚴格監督的行動也會突然以自己的方式進行。我們在這個過程中會形成(1)一系列個人的行為模式，伴隨相對較低的情緒張力，以及(2)其他總是伴隨著高度情緒緊張的行為模式。

我常常在產前課程中說：「所有的事情，在懷孕的過程都準備好了。」其實這句話不只能提醒孕婦，孕期當中母體的身體變化都是為了育兒做準備，包括乳房的變化、腸胃吸收功能的改變、睡眠模式的轉換等，不用特別做什麼都會自然發生，孕婦需要做的是傾聽自己身體的聲音。這句話也說明了孕期媽媽體內寶寶的「主動性」。在孕期當中，胎兒隨著身體發育、動作的發展，同樣在為「出生的過程」做準備。

出生是媽媽與胎兒的「共舞」，並非媽媽一個人在努力而已。過程中若使用硬膜外注射藥物，阻斷了感覺神經傳導，兩個身體之間的偕同運作就被打斷了，成為「被動」地產出，對於母嬰雙方原本應從產程當中發展並延續至產後的諸多身體神經荷爾蒙作用，影響甚大。

目前正值育齡期的這一代人，正是大量醫療介入生產、哺乳率極低的一代，生產的創傷、餵食與養育方式，很有可能造成他們的身心狀態並未成熟發展。這裡用「他們」，是因為不只產婦，伴侶們也是「被生出來的」。

由於在面臨生產方式的選擇時，這世代很容易就買單所謂「輕鬆有品質」的方式，比如不必要的催生（為了掌控時間）、減痛分娩的過度使用（目標放在不痛）、母嬰分離的照顧模式等，後續的照顧亦然。雖說「懷孕時一切就準備好了」，但若能從產前甚至是備孕時就調整身心靈，一定更容易讓下一代「成為有能的自己」！[7]

由寶寶主導的瓶餵技巧

可以親餵還是盡量親餵，但母嬰分離需要瓶餵時，如何進行才好呢？

現代社會有許多照顧者使用奶瓶餵寶寶（無論是母奶或配方奶），卻極少人學習如何在瓶餵時保持寶寶的呼吸道暢通，並以符合自然的韻律來餵食。

大家都看過別人拿奶瓶餵小孩，也知道該怎麼做，瓶餵似乎不像餵母奶那般陌生，畢竟我們自己多半都是這樣長大的。但如果有人交給你一個寶寶與一瓶奶，你知道如何以接近親餵的方式餵食，怎麼餵才不會讓寶寶覺得有壓力嗎？

「奶瓶餵食」其實是個相當重要的議題。儘管有其他輔助餵食方式，比如哺乳輔助器、手指、針筒或是杯餵，奶瓶還是比較容易上手也最為大家所熟悉。

然而，傳統的餵食方式對母奶寶寶或配方奶寶寶可能都有問題，因為寶寶非常需要在餵食上受到尊重。這裡所謂的「傳統餵食方式」，指的是如今最常見的瓶餵方式：寶寶平躺，奶瓶傾斜以確保餵奶時不會有空氣進入。

常常會有媽媽說，親餵之後，寶寶還能再喝完一整瓶奶，讓媽媽們以為自己乳汁不足。

事實上是，若用傳統的瓶餵方式，寶寶為了確保自己的呼吸道暢通，他們沒得選擇，只能把奶全部吞下去。如果照顧者在餵食時讓奶瓶呈現直立狀，即便是流速最慢的奶嘴，瓶子裡的奶也一定會滴出來。如此一來，當寶寶含著奶嘴開始吞嚥時，負壓會把更多的奶吸進寶寶嘴裡，意謂寶寶必須不斷地吞嚥，才不會讓自己嗆到。

換言之，照顧者必須了解，傳統的奶瓶餵食方式對寶寶來說是相當有壓力的。其實寶寶在喝奶時會釋放出一些壓力反應的訊息，像是手指或腳趾張開、奶從嘴角流出、企圖把頭轉開，或想推開奶瓶。由於很多人會把寶寶包住，就看不到這類訊息了，因此我常常強調「不要包裹嬰兒」。（見九十六頁〈嬰兒反射動作〉）。對寶寶來說，幾分鐘之內就要完成一次餵食並非正常。仔細觀察寶寶喝母奶就會發現，寶寶喝一會兒、休息一會兒。除非遇上奶陣，奶來得太多太急，但這是不同狀況，應另外討論。

對嬰兒餵食來說，母乳哺育才是常態。這意謂任何餵食方法都必須盡量仿照母乳哺育的模式。

我遇過使用傳統瓶餵方式而導致寶寶過度餵食、吐奶、胃食道逆流、氣喘、喝奶時呼吸困難，甚至是拒奶的情況——因為喝奶已變成一件有壓力的事。母奶寶寶瓶餵也會導致轉換成親餵時產生問題。寶寶在瓶餵時喝奶的方式與親餵不同，當寶寶習慣瓶餵的較快流速後，可能會在親餵時失去耐性。

下列這些祕訣可以減少瓶餵可能會造成的問題，無論餵的是配方奶或母奶均適用：

一、**寶寶抱直，開始餵食前將奶嘴置於寶寶上唇**。將奶嘴送入寶寶嘴裡之前，先等寶寶自己張開嘴巴。絕對不要將奶嘴強行塞入寶寶嘴裡。

二、**寶寶必須夠直立，餵食時讓奶瓶維持水平（平行於地面）**。把奶瓶提高到能維持奶嘴頂端充滿乳汁即可（奶瓶快空時，可能需要將奶瓶提高些）。在奶嘴底部有一些些空氣沒關係，只要頂端充滿奶水即可。直立式奶瓶比其他角度的奶瓶好控制。

三、**如果是母奶寶寶的補充餵食，或是擠出母奶來瓶餵，最後仍然希望寶寶能回到媽媽乳房親餵，最好讓寶寶一開始的一兩分鐘吸不到奶，之後再稍微提高奶瓶讓奶水進到奶嘴裡**。

這是因為親餵的時候，寶寶通常得等一分鐘左右，在吸吮刺激之下，媽媽的奶陣才會來。瓶餵寶寶有時因為習慣了馬上就有奶喝，對於親餵時要等奶陣會失去耐性。讓寶寶吸奶瓶時有一段等候的時間，就是仿照親餵的過程，對寶寶在瓶餵與親餵之間的轉換相當有幫助。

不用擔心寶寶吃進空氣，人類的消化道兩端都有開口，都排得出來的。

四、觀察寶寶釋放的訊息（baby's cues），不要照表操課。

無論親餵或瓶餵，所有的寶寶在饑餓時都會釋放訊息，不需要照表操課般餵奶。在餵食期間，如果寶寶釋放任何壓力訊息（手指或腳趾張開、奶從嘴角流出、把頭轉開、想推開奶瓶）就必須休息一下。

休息時，奶嘴保持在寶寶嘴裡，但讓奶嘴頂向寶寶的上顎。這麼做能讓寶寶知道奶瓶還在，要繼續喝時隨時可以開始吸吮。等寶寶想繼續喝時，讓乳汁再流回奶嘴即可。如果在寶寶想暫停時移開奶瓶，對寶寶來說是很挫折的，因為他不知道奶瓶跑去那兒了，也不確定他想繼續喝時奶瓶還在不在。

等到寶寶釋放喝飽的訊息時，比如轉開頭、想推開奶瓶等，請尊重寶寶，停止餵食。

五、餵食過程中建議換邊。

換邊是為了接近親餵的模式，對寶寶雙邊的視覺與身體都有刺激，也可以避免寶寶回到媽媽身上親餵時只吃一邊奶。

六、觀察你的寶寶，尋找適合寶寶的奶嘴。

對母奶寶寶來說，哪一種奶嘴「最好」並沒有標準答案，因為每個寶寶都是獨特的。對月齡較小的寶寶來說，請確定奶嘴的流速是緩慢的。即便是月齡較大的寶寶，如果他無法應付較快的流速，緩慢流速的奶嘴仍然可能是合適的。不用在意奶嘴包裝上的年齡建議，觀察你的寶寶適合哪種奶嘴即可。很不幸的是，目前所謂的「慢速」並沒有統一標準，有些標示慢速的奶嘴其實流速很快，請觀察寶寶的反應。

比較不建議所謂的矯正型奶嘴，因為媽媽的乳頭並不是長那樣！（如果親餵寶寶後，媽媽的乳頭上千瘡百孔或變得扁平，那表示寶寶含乳不正確，或有其他原因導致寶寶壓迫乳頭）

無論使用哪種奶嘴，寶寶必須能含上整個奶嘴至底部。有些奶嘴在宣傳時會說有較寬的奶嘴底部，所以「與媽媽乳房相似」，但要避免太寬，造成寶寶只含住奶嘴前端。

瓶餵時應該避免：

一、請勿將奶瓶直立。

直立的奶瓶對寶寶來說充滿壓力，是一種危險的方式。

二、不要在寶寶被包住的情況下餵奶。

你必須看得到寶寶的手，以觀察寶寶是否表現出壓力訊息。寶寶的手在喝奶時必須是自由的，可以參與餵食互動。

三、寶寶的臉沒有與你相對時，不要餵寶寶。

對寶寶來說，餵食也是他們社會互動的學習。與寶寶眼神交會、對他說話，餵食將會是個有趣愉快的互動過程，而不是一項要盡速完成的任務。

四、不要用奶嘴在寶寶嘴裡攪動，強迫寶寶喝完整瓶奶。

讓寶寶自己決定何時喝飽了，過度餵食會造成寶寶不舒服與不開心。[8]

嬰幼兒餵食另一重要議題「需要幫寶寶拍打嗝嗎？」
請參考好孕工作室部落格

欠缺母乳哺育知識的醫學教育

每一科醫師都有可能遇到哺乳期的女性病患。

住院醫師第三年的值班任務是婦產科急診，「逼逼逼」不是姊姊謝金燕的電音舞曲，而是二〇〇一年是使用呼叫器的年代，單調重複的 Do Re Me 音階傳來，螢幕上顯示著急診室的分機號碼。

「哈囉！我婦產科陳鈺萍。」我拿起電話回 CALL。

「陳醫師，我急診小倩啦！有一個脹奶發燒的媽媽掛急診，要讓她掛號嗎？要下來看嗎？」

在這間以婦產科聞名的醫學中心裡，每個月生產數好幾百人次，產後脹奶發燒半夜來掛急診的產婦是值婦科急診班時經常要處理的狀況。

陰道產產婦的住院通常是四天三夜的「套餐」*，但哺餵母奶的產婦通常在產後第三至五天才開始脹奶。這是女性哺乳身體的巧妙機轉，先衝高奶量，讓寶寶不會餓著，再依媽媽與寶寶互動情形，調整下修為泌乳平衡的狀態。

然而，在當年仍以配方奶為寶寶主要餵食方式的大環境中，脹奶的媽媽很難獲得適切的協助，很容易因為太痛、因為處理不好導致乳腺炎，從此放棄母乳哺育。

那時科內每天晨會有不同的主題，每屆住院醫師輪替時都會針對住院醫師的新任務進行教學。住院醫師第三年，急診能力的訓練包括了子宮外孕、產後大出血、婦癌化療患者併發症的處理等，脹奶的處理呢？教科書和臨床指引都找不到。

我詢問資深的主治醫師，得到「發燒就開退燒藥，會痛就開止痛藥啊。會脹應該是寶寶不會吸，那就請先生幫忙吸吧！」的答案。

「咦？先生幫忙吸？這樣可以解決嗎？」†對於這樣的答案我無法滿意，但又不知去哪裡找資料，教科書上只有乳腺炎的處理方式。

「是啊！就這樣。如果白天來還可以去嬰兒室找護理師教，半夜人力不足就沒辦法了。」

由於脹奶實在太常見，又沒什麼有效的處理方法，只是開退燒止痛藥實在沒有掛急診的必要。急診檢傷的護理人員有時會幫忙勸退，才有前述「要不要掛號」的遲疑。

二〇〇二年，住院醫師第四年，我懷了第一胎，也是工作的醫學中心加入母嬰親善醫院認證的第二年。擔任行政總醫師的那個月，我剛好負責規劃科內認證相關的教育課程。政策先行的緣故，醫院對於母嬰親善的推行並不積極，大部分醫護人員仍然處在配方奶社會技術體制之中，護理師雖然是和產婦直接接觸、教導新手媽媽哺乳的重要人物，對於母乳哺育的相關知識仍然非常陌生，臨床所有處置還是配方奶思維。

台灣的認證制度是依據世界衛生組織／聯合國兒童基金會一九九二年提出的〈母嬰親善醫院倡議〉修改而來‡，要求所有的產兒科相關工作人員，每兩年至少要有八小時母

---

*健保的DRG，生產是「論件計酬」，醫護人員戲稱為「套餐」，住院天數與所有給付都是固定的。

†現在還是有人這麼做，非但通常無效，反而可能導致乳房受傷。因為人類在兩歲以後的口腔發育與嬰兒期有很大的不同，比較接近成人的吸吮吞嚥方式，無法再和嬰兒一樣。這在同時餵兩歲以上的大寶與新生兒二寶時，會呈現非常明顯的對照。

‡二〇〇九年，世界衛生組織／聯合國兒童基金會更新認證標準，加入第十一項措施：友善生產。由於台灣一開始就簡化與降低了相關認證標準，以此鼓勵醫療院所願意加入認證，這些年更為了提高認證涵蓋率而不斷下修認證標準，目前已離二〇〇九年新版認證標準愈來愈遠。

乳相關課程的教育時數。

從哪裡找講師呢？一開始是延請院內的產科醫師或新生兒科醫師講授，似乎這兩門次專科醫師就應該「內建」母乳哺育知識。課程內容以通過認證的筆試為目標，住院醫師們上完課經常開玩笑：「反正不管怎麼問，都說要餵母奶就是了！」在產後婦女的母乳哺育實作上，幫助其實不大，這是「政策先行」過渡期的無奈，好在醫護人員的觀念已開始改變。

國民健康局（現國民健康署）二〇〇五年才開始訓練母乳哺育種子講師，講師人數足夠後，規定認證的教育時數必須由種子講師授課。

對於婦產科醫師不懂母乳哺育這件事，我在住院醫師的訓練過程中有相當深刻的體認。由於自己是個母奶寶寶，早在還沒當婦產科醫師之前就已「立定志向」，將來生小孩一定要餵母奶，現在懷孕了，要去哪裡尋得這方面的訊息呢？

有天在會議室遇到熟識的兒科學姊，我們的預產期只差一天，心想兒科醫師或許比較了解。

「學姊，妳生產後也會餵母奶吧?有沒有什麼書可以看？」

學姊遞過她正在看的《母乳最好》，是台中榮總新生兒科陳昭惠醫師寫的，「看這本就好囉，陳醫師寫得很詳細呢！」

我一下班馬上去書局找書，也試著在育兒書籍區尋找有沒有其他與母乳哺育相關的書，卻是遍尋不著。

挺著肚子在醫院各單位間來來去去，隨著肚子愈來愈大，行動愈來愈緩慢。有天工作到一段落，在產後病房與美玉護理長討論母乳哺育，「寶寶出生後，我一定要餵母奶。」我這麼對護理長說。

美玉護理長對母奶媽媽的照顧很有一套，科內大家都知道。她都會請想餵母奶的產婦上「寶貝花園」網站，那是由民間母乳媽媽創設的網路社團，裡面有許多哺乳母親的經驗分享。在懷孕期間，《母乳最好》與「寶貝花園」網站就成為我哺乳知識的來源。

接近預產期時，產房工作同仁開始送來一袋又一袋配方奶公司的贈品，裡頭有浴巾、奶瓶、嬰兒手套、溼紙巾等，還有不同的配方奶公司主動寄了一整箱自家產品來家裡，儘管我一直說要餵母奶不需要、儘管醫學中心已通過母嬰親善認證第二年。「現在這些東西不好拿到呢，我可是想盡辦法幫你留的喔！」產房同事偷偷對我說。

生產後，我走上了全母乳哺育之路，當時憑著一股傻勁，全然不知這將是一趟持續八年八個月的旅程。第一胎產後兩個月恢復看診，「親餵母奶的女醫師」對工作夥伴們來說成了件無比新奇的事。

一開始，奶商的業務總會等門診結束後向我推銷：「陳醫師，母奶總會不夠的，你要不要考慮補充我們家的奶粉？」那時工作的診所還沒加入母嬰親善醫療院所，工作夥伴們的母乳哺育「專業知識」幾乎是零。即便是醫療專業人員，普遍仍有「母奶比較不營養」、「六個月以後就該換配方奶」的觀念。奶商業務也一直不放棄，一旦我開始用他們家的奶粉，她就可以每天來和坐在外頭候診的孕婦說：「陳醫師的兒子就是喝我們家的奶粉呦！」

我持續哺乳、沒用過配方奶，也開始尋找適當的教材與工作夥伴們分享，一點一滴建立起大家的「母乳哺育知識」。漸漸地，診所其他醫師接生的個案，產後若遇到哺乳問題，都會轉介給我處理。

雖然成為同事們口中的「母奶專家」，但我也在門診中發現，自己會餵奶，不見得會教人餵奶，就像會騎腳踏車和教人騎車，完全是兩回事。我一直想尋找一個讓自己在「助人哺乳」上更專業的方法。

二〇〇五年四月，一群熱心支持母乳哺育的醫療專業工作人員成立了台灣第一個專業人員的母乳團體「台灣母乳哺育聯合學會」，陳昭惠醫師是創會理事長。成立之後，該會與國民健康局、台灣婦產科醫學會、台灣兒科醫學會在政策制定的協調上、醫護人員的教育上、民眾知識的推廣上，有過許多衝突與協調。國民健康局從二〇〇四年開始發行的《母乳哺育諮詢網路充電報》，在台灣母乳哺育聯合學會成立後，也改交由學會發行。

有段時間，台灣婦產科醫學會寄發會訊時會同步附上這份充電報，對當時的我來說是母乳哺育相關知識與訊息的重要來源。

然而這麼多年來，想獲得母乳哺育相關知識的婦產科醫師、兒科醫師，以及產兒科相關護理人員，仍然只能透過醫院或診所為了通過母嬰親善認證而舉辦的教育課程，有些對母乳哺育較投入的醫護人員乾脆加入台灣母乳哺育聯合學會，繼續參加教育課程，增進自己的母乳哺育專業知識。

有次在學會舉辦的進階教育課程中，一位非婦兒科醫師發言：「這些母乳哺育的知識，對於不是婦兒科的醫師來說一樣重要。我們都身處人生的育兒期，這麼重要的知識，醫學教育為什麼沒有給我們？而且每一科的醫師都有可能遇到哺乳期的女性病患。」說出了我一直以來想努力的方向：讓母乳哺育知識進入醫學教育中。

關於配方奶行銷的限制

嬰幼兒餵食也有其政治的一面。

早在一九三九年，Cicely Williams 醫師就在一場於新加坡舉行的會議中，以〈奶與謀殺〉（Milk and Murder）為題發表演講，提醒大家第三世界國家嬰兒食品的傾銷在降低母乳哺育率的同時，也提高了嬰兒的罹病率與死亡率，希望大家正視此一問題。

提倡母乳哺育的社會運動與資本主義嬰兒食品工業的抗衡，一直到一九八一年的世界衛生組織大會（World Health Assembly，簡稱ＷＨＡ）提出了世界衛生組織／聯合國兒童基金會版本的〈國際母乳代用品銷售守則〉（International Code of Marketing of Breast milk Substitutes，簡稱 WHO CODE），市場才開始受到規範。與會各國代表針對〈守則〉進行表決時，一百一十八票贊成，三票棄權，一票反對。投反對票的是美國，雷根政府以尊重自由市場為由，投下了反對票。[9]

〈國際母乳代用品銷售守則〉約束了配方奶廠商不可以送免費產品給產婦或醫事人員，大家都知道天下沒有白吃的午餐，卻也有不拿白不拿的心態。廠商為何如此賣力呢？因為寶寶在醫院一出生就喝的配方奶，忠誠度通常很高，如果寶寶適應的話，就會一直喝下去。

母嬰親善醫院認證項目中明文規定「禁止母乳代用品之促銷活動，包括不得以贊助、試用或免費等方式，取得奶瓶及安撫奶嘴」，才漸漸讓奶商退出了醫療院所。

然而，台灣政府對於市面上配方奶的行銷規範比較慢，母嬰親善醫院認證是二〇〇一年開始推行的，政府到二〇〇六年九月才由衛生署彙整行銷規範，規定嬰兒配方食品及較大嬰兒配方輔助食品不得有任意的促銷行為（含藥局藥師對嬰兒配方食品及較大嬰兒配方輔助食品之促銷）；業者在市場上販售「嬰兒配方食品及較大嬰兒配方輔助食品」時必須自律，遵守這個共同約定的行銷規範。[10]

從一九八一年世界衛生組織大會通過〈國際母乳代用品銷售守則〉，到二〇〇六年台灣政府開始規範配方奶的行銷，中間整整相差了二十六年。從此以後，配方奶廣告從電視媒體中消失，再也聽不到「明治的寶寶，你在做什麼？」，社會大眾「配方奶比母奶營養」的思維也日漸鬆動起來。

奇妙的乳房

乳房的構造

很長一段時間，解剖學家只研究非哺乳期的乳房與生病的乳房。哺乳期乳房的解剖研究根基是由 Sir Astley Cooper 醫師在一八四〇年建立的。他原本想發表關於乳房疾病的文章，卻發現正常乳房的解剖資料相當貧乏，於是致力於研究正常乳房的構造。他解剖了一位於哺乳期死亡的婦女，讓我們得以了解哺乳期的乳房是怎麼一回事。可是從他之後，又沒什麼人做這方面的研究了。直到近年，總算又有人想了解哺乳期的乳房，希望更加了解乳房相關疾病。另一方面，拜幹細胞研究之賜，乳汁裡豐富的幹細胞促使了更多人想研究泌乳的奧祕。

人類胚胎在五到六周大時，乳房就開始形成了。有些剛出生寶寶的乳房可擠出些許「初乳」，表示乳房發育在出生時就已完備。出生後四周，新生兒的乳腺會慢慢縮小，不再有乳汁可以擠出。女孩們的乳房在青春期時開始變大，是乳房裡脂肪組織增加的緣故，並不是因為乳房在青春期時才發育完備。另一方面，乳腺管的上皮細胞也會開始增生，讓整個乳腺管網路更加延伸。乳腺管上皮每個月經周期都會增生，直到約莫三十五歲為止。

乳房經歷青春期的發育之後，下一次產生變化的時間就是懷孕期了。很多人都是從乳房脹痛不舒服而猜想自己是否懷孕，這種感覺雖然和月經快來時的腫脹感相似，不過懷孕時乳房的腫脹和疼痛程度，更勝於經前的變化。乳房的小葉組織開始漸漸進入最後的完全分化時期。

目前尚未有足夠的研究可以釐清母親的營養狀態與乳汁分泌的關係。不過一些動物實驗已發現到，中斷母體的營養來源，會促使乳房分化出較多的乳腺細胞。也讓人思考懷孕初期的食欲不振甚至是孕吐，除了是減少攝食，避免在胚胎形成關鍵期吃下對胚胎有毒的食物，也可能在乳腺細胞的分化中扮演了重要的角色。

噴乳反射

有研究指出，如果沒有噴乳反射，再怎麼努力擠乳，充其量只能擠出十C.C.。若有噴乳反射，在噴乳反射時泌出的乳汁量平均是九十九C.C.，好大的差別。新手媽媽在尚未有順暢噴乳反射的哺乳初期，還是要盡量親餵。

噴乳反射是由催產素主導的、複雜的神經荷爾蒙系統作用。我自己以前使用擠乳器時，覺得噴乳反射總是來得比親餵慢，有時急著要上刀或接生，怎麼擠，奶都出不來，正是因為人在緊張時，交感神經興奮，正腎上腺素的分泌抑制了催產素分泌的緣故。

有人曾經設計一個實驗，想看看媽媽在不專心的情況之下，對噴乳反射有沒有抑制作用。他們請媽媽在擠乳時同時解數學題，或是詢問一些她們會感到壓力或生氣的問題。實驗結果顯示，在分心或感到壓力、生氣的狀況下，平均奶量是九十九C.C.，對照組（不分心）是一百六十八C.C.，讓媽媽分心可是注射催產素這組則是一百五十八C.C.。最有意思的是，若在此時將想喝奶的寶寶交給媽媽，媽媽會解不出數學題，對問題的反應也會變慢，也就是她們不分心了。真的非常神奇！由此可見親餵的重要性。同樣地，有人研究戰區或食物貧乏地區的哺乳母親奶量，發現並沒有太大的差別。母性的堅韌，真令人肅然起敬！

泌乳與荷爾蒙

整個泌乳過程是非常精巧，環環相扣的。

乳房的發育從胚胎時期就已開始，寶寶出生時，乳房已經完成了第一時期的分化，很多寶寶受媽媽的荷爾蒙影響，剛出生有段時間可能都會分泌乳汁。而乳房下一次產生變化，就是青春期了。隨著月經開始，每個周期，乳房都會有一點點進一步的分化！等到懷孕受精那一刻開始，母親的乳房則開始準備產生「大變化」，這也讓乳房腫脹常常成為懷孕的第一個徵兆。

泌乳可分為乳房增生、乳汁形成、分泌乳汁、離乳等四個時期，荷爾蒙會負責在不同時期中扮演協調者的角色，有些是直接作用於乳房，有些是作用於相關的代謝過程。

懷孕過程包含了四個時期中的前兩個：乳房增生與乳汁形成第一期。

乳房增生就是乳腺管與乳房組織的增生，乳房會開始變大。以整個孕期來說，乳房增加的體積平均為一百七十C.C.。增加的速度則每個媽媽都不一樣。有的媽媽在懷孕初期就大得很快，有的到快生了才突然變大，也有人到生產都還沒什麼變化。無論快慢，乳房大小對於日後乳汁的分泌量都沒有影響。產後第一個月，媽媽乳房平均增大的體積為二百一十一C.C.，表示乳房不但在懷孕期會變大，在哺乳期仍會繼續增大。與此變化相關的荷爾蒙是placental lactogen，這種荷爾蒙是從胎盤來的。

在乳汁形成第一期裡，主要是乳泡的上皮細胞轉換成乳汁分泌細胞，於是開始分泌

「黃金液體」，也就是初乳。寶寶經過產道時會大量接觸產道的細菌，免疫功能開始啟動，而這種濃稠的黃色液體含有高成分的納、氯、蛋白質、免疫球蛋白，可以讓寶寶在剛出生接觸到新環境時不受感染。產後一小時的肌膚接觸、最終讓寶寶含上乳房喝奶的意義，就在於幫寶寶打第一劑純天然又多功能、媽媽在懷孕時就準備好的預防針，協助其免疫系統開始運作。媽媽在懷孕中期（約莫十六周）就會完成乳汁形成第一期，也可能就會分泌初乳。至生產前，媽媽每天製造的初乳量約為三十C.C.，乳頭也會在這個時期變大。

乳汁生成第二期指的是乳汁開始大量分泌，通常是寶寶出生之後。這個時期無關乎乳汁是否移出，只要荷爾蒙分泌正常，產後媽媽都會有脹奶、「奶來了」的感覺。此過程始於黃體激素的下降與高濃度的泌乳激素。

對人類來說，胎盤娩出之後，黃體激素會明顯下降，所以通常在胎盤娩出後的三十到四十個小時，乳汁才會大量分泌。如果媽媽的胎盤娩出不完全，由於胎盤仍有黃體激素的關係，乳汁分泌就會延後。黃體素屬於脂溶性荷爾蒙，若媽媽比較肥胖，黃體素退得較慢，乳汁開始分泌的時間也會延後。以一般足月生產的媽媽來說，奶量會在產後三十六到九十個小時增加到寶寶的需要量，大約每天七百五十到八百C.C.，但這也要靠母嬰不分離，依寶寶需求哺乳才會達到平衡。

雖然奶來了的感覺與乳汁移出與否無關，但後續乳汁是否繼續分泌，是需要乳汁移出的。乳汁移出才能引發一連串的荷爾蒙變化，使乳汁繼續製造分泌。如果沒有將乳汁移出，與乳汁生成相關的荷爾蒙會開始下降，讓乳汁製造細胞不再製造乳汁，原先製造出來的乳汁也會隨著血液循環吸收，於是就退奶了。

泌乳激素在構造上與生長激素十分類似。在泌乳過程中，泌乳激素是建立奶量與維持奶量最重要的一種荷爾蒙。一旦奶量建立之後，泌乳激素的濃度就會下降，再隨著寶寶吸吮的刺激、乳汁的移出，產生荷爾蒙的正向回饋而分泌。在寶寶開始吸吮的四十五分鐘之後，泌乳激素分泌來到最高，這是為了下一餐做準備。很多媽媽誤以為隔久一點再哺乳或擠奶，乳汁會聚集得比較多，但這麼做反而會讓身體誤以為寶寶很久才需要喝一餐，乳汁製造因而開始減少。

畜牧業者都知道，想提高乳牛的產奶量就得增加擠奶次數。人類也是。大部分媽媽對哺乳的第一個迷思就是擔心乳汁不足，這也常是家人對媽媽最大的質疑。要增加奶量，只要增加哺乳（或擠乳）頻率就好。當乳房脹滿時，會有抑制分子抑制乳汁的製造與分泌。一旦乳汁移出，這個抑制因子減少，乳汁就會繼續製造與分泌。不過，必須大於六小時都沒有移出乳汁，此抑制作用才會啟動，如果媽媽頻繁餵乳或擠乳，這個抑制機轉並不會啟動。

有些媽媽會遇到兩邊奶量不同的問題。有人用羊做實驗，一邊乳房一天擠四次，另一邊一天兩次，結果擠兩次的那邊乳汁製造減少了，擠四次的那邊奶量卻代償性地增加，換言之，總奶量不變。這也代表整個泌乳機轉除了乳房局部的荷爾蒙調節之外，也有全身性的荷爾蒙調節。同樣的，也有人做實驗，請媽媽在每次餵完奶之後，再用擠乳器擠一次奶。兩個星期下來，每天增加了一百二十四C.C.。

追奶只有一個祕訣，勤勞些多餵（多擠）。基於此一理論，縮短擠奶的間隔時間，也就是增加擠奶的次數，會比增加擠奶的時間有用。換言之，與其一次擠奶擠一、兩個小時，不如一、兩個小時擠一次。不過也有些媽媽擠過頭，每次親餵完又再擠，造成泌乳過多，反而更容易發生乳腺阻塞。

想當初自己兩個小孩一起餵時，乾脆讓他們一人認養一邊，雖然這樣搞得兩邊乳房大小差很多（因為哥哥喝得不多），不過也沒關係啦！哥哥離乳後，弟弟兩邊喝了幾天，大小就又差不多了。[11]

母乳銀行

曾有哺乳母親分享，她在台北工作，孩子在台中給外公外婆照顧。第一次用宅急便寄送冷凍母奶回去時，內容物註明「母奶」，宅急便說是「體液」，無法運送。後來她改寫「乳製品」，母奶就送回台中了。

我們該如何看待「擠出來的奶」呢？

「奶媽」，消失的行業

無論古今中外，較上層的社會階級裡一直有「奶媽」這項專屬於女性的工作。隨著配方奶盛行，奶媽才逐漸消失。十九世紀開始發展的科學母職除了讓母職開始醫療化，也同時醫療化了奶媽這種肩負餵養自己與雇主小孩的職業。

Janet Golden 關於美國奶媽社會史的研究指出[12]，在十九世紀末至二十世紀初，有鑑於嬰兒餵食關乎兒童健康，兒科醫師出面設立了奶媽管理機構，在奶媽前往服務家庭之前先幫她們做身體檢查，確定身體健康狀況，同時也對奶媽設立了科學與道德標準，以一整套醫學流程篩選合適的奶媽，並將她們的乳汁置於顯微鏡下檢查。

到了二十世紀，即便於家庭裡服務的奶媽近乎消失，醫院與孤兒院為了降低嬰兒死亡率，尤其是醫院裡的早產兒與病嬰沒有人奶幾乎活不了，仍然會雇用奶媽。人奶成為一種「治療藥物」。

擠乳器出現後，成為醫院中必備的「醫療器材」。由於請乳汁提供者定時前往醫院使用擠奶器擠出乳汁，醫療機構的負擔成本較低，機構逐漸不再雇用奶媽，乳汁提供者的社會階級也開始發生轉變。以往擔任奶媽者多為社會中下階級，大多數為單親媽媽，成為奶媽等於擁有一份正式的工作，可同時改善家庭經濟與社會處境。後來變成只要將奶擠出送至醫院即可，提供乳汁的母親隨之轉變成中產階級、以增加家庭收入為主，奶媽也就消失了。

另一方面，即便社會開始轉為配方奶餵食為主，還是有兒科醫師不放棄地努力著。一九一〇年，幫病嬰尋找奶媽卻找了三天都找不到的美國波士頓 Fritz Talbot 醫師，在深刻體會失去奶媽對嬰兒存活的影響之後，成立了「波士頓奶媽管理中心」（Boston Wet Nurse Directory），希望能夠維持讓早產兒與病嬰活下去的人奶來源。

在波士頓另一頭，細菌學家 Francis Parkman Denny 為了救回遭細菌感染而生病的寶寶，央求哺乳中的鄰居手擠一些乳汁來餵孩子，只喝了三盎司，寶寶就活了下來，讓他大嘆人奶「殺菌力」無敵，遂於 Talbot 醫師成立波士頓奶媽管理中心隔年成立了美國第一家母乳庫，並參考乳牛擠乳器設計了人類用的擠乳器，尋求捐乳者用擠乳器擠出乳汁。

由於父母愈來愈覺得寧可收到罐裝人奶，也不願意雇用奶媽住在家中，Tolbot 醫師後來也將波士頓奶媽管理中心改為母乳庫，稱為「母乳管理中心」（Directory of Mother's milk）。[13]

隨著配方奶餵食新生兒成為主流，市面上愈來愈多工業生產的替代嬰兒食品，母奶商品化與治療效果漸漸被擠到邊緣。一九二〇至一九三〇年代蓬勃發展的母乳庫（人奶買賣）逐漸面臨經營困難，能留下來的大多倚靠慈善捐款。Talbot 醫師成立的母乳庫也在一九六二年結束，象徵了「商品化人奶」時代的結束。

然而，早產兒與病嬰治療的人奶需求仍在，人奶變成一種「禮物」，是捐奶者「幼吾幼以及人之幼」的表現。

第二次世界大戰期間，公捐的血庫開始大量成立，曾有人想讓母乳庫也和血庫一樣依需求成立卻沒有成功，因為血液沒有替代品，但母奶有。一九三〇年的兒科名醫 William McKim Marriott 在他寫的教科書裡說：「無法得到母親餵養的孩子，人工餵養與收集來的人奶餵養有著一樣的功效。」

近年由於母乳漸受重視，當前全球趨勢又慢慢走向了母乳銀行的復興。然而，不管是來自嬰兒母親或捐贈者的乳汁，複雜的篩檢步驟，需要合格員工、冷藏和殺菌設備，以及其他種種投資，讓母乳銀行的設立既複雜又昂貴。此外，母乳的取得並不容易，母乳捐贈的數量亦有限，如果鼓勵母乳買賣，又可能間接導致剝削貧窮孩童營養來源的情形。

共生、共養

事實上，鄰里間的「共生共養」才是「乳汁共享」的起源。

Joanna 學姊的大姊和她差了十七歲，長姊若母，學姊小時候都是大姊幫她洗澡、照顧她，還做衣服給她穿。*由於大姊的年紀比我母親稍長，三胎都哺餵母乳，又照顧家中妹妹們的生產，剛好橫跨了嬰幼兒餵食方式轉變的年代，我好奇於在大姊生產的那個年代，生產、坐月子與哺餵孩子的情形，以及她當婆婆後幫媳婦們坐月子的經驗，比較兩代母職傳遞方式的不同，便和大姊相約訪談。

萍：「您剛才講也有人沒奶的，那些人欲安怎？」

姊：「有的人用米麩，有的人用牛奶，有的人吃糜（台語，米湯的意思）。阮大兄一個同學，大我兩、三歲，伊子出世以後攏沒奶給他吃，攏飼糜，也沒錢買牛奶。糜你甘知？那陣也不是調工煮的，做田人阿，攏煮大鼎飯，飯撈起來以後，倒水落去煮。欲吃粥的撈去吃，剩的糜給他吃，所以他叫做『糜ㄟ』（大笑）。」

萍：「他的身體甘會較不好？」

姊：「還好，不過與阮大兄的囝仔相打攏打不贏。那陣的人較有韌性阿，遇到沒奶，我與你若是差不多時間生的，我就同齊飼阿，愛真好的才會這樣做啦！也有人用錢買『若無我一割錢給你，你幫我飼囝仔』，也有人這樣，不過真少啦！有的人生一個沒

---

*學姊說大姊衣服做得很漂亮，一九七五年大姊剛搬到台北時，一開始也是靠做衣服貼補家用。大姊一九四四年在汕頭出生，三歲隨父母來台，定居台中縣大里鄉，靠近成功嶺山腳下的農村。家中有八個兄弟姊妹，大姊排行老二。老大是男生，那時有著男生要讀書，女生要早一點去賺錢貼補家用的觀念，所以大姊小學畢業後就開始工作。大姊生了三個小孩，分別於一九六七年、一九六九年、一九七二年在台中出生。那時婚姻是長輩說好就好的，不能自己作主。

剛好囝仔過身（死亡），別人的子她就會抱來飼。以早的人攏互相幫忙，足單純ㄟ，足好ㄟ。」

總是會有奶不夠的母親，也會有失去母親的小孩與失去小孩的母親。「乳汁分享」是人與人之間單純互助的表現，讓人為之動容。當年還在醫學中心工作時，也常有早產兒的母親因為孩子沒有存活下來，認真擠奶提供給新生兒加護病房的動人故事。

母奶商店

這些年隨著台灣母乳哺育率的提升，每隔一段時間就會出現網購母乳的新聞。二〇二〇年四月因為知名 YouTuber 網購母奶拍攝影片惹議，又引動了一番社會討論。我也參加了當時王婉諭立委主辦的記者會，希望呼籲政府落實相關法規，管制母奶的網路販售。

德國第一家網路母奶商店是二〇一四年一月出現的，讓媽媽們可以在網路上輕鬆買到母奶，也讓許多沒有奶水的媽媽多了一個選擇。創辦這間網路母奶商店的 Tanja Müller 是一位母奶太多的媽媽，常常得把多餘的母奶擠出來。有一天她突然想到，為什麼不把媽媽們聚在一起，把多出來的母奶分享出去呢？於是成立了德國第一家網路母奶商店。

然而，有些機構認為從網路上買到的母奶有可能會對寶寶造成危險。德國的國家母奶哺育委員會（National Breastfeeding Committee）就發出強力譴責，德國營養協會（The Nutrition Commission）也表示，買賣未經監管的母奶可能會帶來高度風險，細菌和病毒有可能從送出母奶的媽媽身上傳給其他寶寶，傳遞愛滋病、肝炎、梅毒等傳染病。

面對眾多質疑，創辦人 Müller 回應，她假設所有的媽媽都會自行承擔風險，並強調她的網站多麼盡心盡力地告知媽媽們有哪些風險。Müller 現在也和一家專門做細菌測試的實驗室合作，檢查母奶有沒有摻水或奶粉。她說：「我無法想像買母奶的媽媽不會先測試母奶。」

非營利機構「媽媽的母奶銀行」（Mother's milk banks）則採取別的方法以避免傳染病。他們直接和診所合作，徹底檢查捐贈母奶的媽媽和送出的母奶。送來的母奶會先行冷凍，等到捐贈的媽媽送出最後一批母奶後，再針對媽媽進行一次血液檢查，確保媽媽在捐贈期間沒有受到任何感染。所有的母奶也會進行測試，檢查裡面是否含有細菌。

「媽媽的母奶銀行」總監 Corinna Gebauer 強調，應該要讓母奶保持冷卻：「如果儲藏母奶時沒有保持在適當的溫度，細菌很快就會長出來，喝到的小孩就有可能感染。」

其實這個步驟是母乳庫運作的標準程序，美國在二十世紀初成立的第一家母乳庫就是用這樣的方式建立起來的。

台灣的母乳庫

台北市立婦幼綜合醫院（現台北市立聯合醫院和平婦幼院區）的母乳庫是台灣第一間母乳銀行，成立於二〇〇四年十二月，並於二〇〇九年通過英國母乳庫協會認證，成為亞洲第一個國際認證的母乳庫。後來台中醫院也設立衛星站收集捐贈的母乳。成大醫院則於二〇一八年四月二十日新設了南區母乳庫。

想捐母乳的媽媽只要到母乳庫填寫詳細問卷並完成抽血檢驗（檢驗項目包含：Ａ型、Ｂ型、Ｃ型肝炎、ＨＩＶ愛滋病、ＨＴＬＶ人類嗜T淋巴球病毒、梅毒、全血檢查及肝功能），由母乳庫負責醫師審核，檢查合格通過以後（約需一到兩星期），就會接到通知可以開始捐乳。

台灣母乳庫的使用對象目前依病情需要，主要提供給以下族群的嬰兒使用：早產兒、先天性異常、重大手術後、腸胃道疾病、餵食不耐，或是一些媽媽生病或死亡而無法哺乳的孩子，一般以住院中的病嬰優先。若臨床上符合申請條件，可請醫院負責照護的醫師填寫醫囑單（可在母乳庫網站上下載列印），附上病歷摘要，傳真至母乳庫，經由醫師的審核，評斷可否領取母乳，再由專責人員聯絡領取時間及數量。

領取母乳庫的母奶不需要額外付費[14]，但若是不符合上述條件的孩子，就沒辦法從母乳庫取得人奶。

從上述現況可知，目前在台灣，一個健康的足月兒，母親若乳汁不足，還是只能選擇配方奶。

二〇一四年國際線上哺乳會議，任教於澳洲西雪梨助產系的 Gribble 博士以「乳汁分享」（Milk Sharing）為題授課，她提到：「說到嬰兒餵食，什麼是危險的行為呢？當某種餵食方式已被證實是較危險的，為什麼還是較容易被選擇呢？[15]在母親無法親自哺餵母奶時，代用品的順序應該是母親自己擠出來的奶，從其他健康哺乳者或母乳庫來的人奶，最後才是配方奶。但在許多地方，第一個想到的卻是配方奶。」

在比較「分享來的乳汁」與「配方奶」時，真的應該用更對稱的方式來評估兩者的風險。

到底該如何討論乳汁的獨特性？在不同的文化脈絡中，對於風險的選擇不同。人乳在醫學中被看作體液，所以需要被管制。但若將乳汁看成是一個身體製造出來，提供另一個身體營養的物質呢？

乳汁的分享不只是醫學議題，也是文化議題。以往的母乳哺育建立在女性社會網絡中，是互相分擔家務勞動、建立社會連結、加強社區凝聚力的方式之一。工業革命改變了這一切，身處生物醫療化的當代社會，大眾更信任的是專家，鄰居朋友的社區網絡已經瓦解，該如何才能讓每一位母親做出她們想要的選擇，而不是受限？

健康當權者總是警告婦女乳汁分享的風險，卻沒注意到相同的風險同樣存在於配方奶的餵食中。如果有關當局能夠提供適切的指引，乳汁分享並沒有那麼危險，依然是優於配方奶的餵食選擇之一。而從兒童權利的角度來看，母乳庫應該與血庫一樣，讓有需要的人都用得到。真心期待政府能夠更積極的建立母乳庫，讓「共生共養」能夠藉由母乳庫的乳汁分享，在當代具體實現。

泌乳期的乳房和一般乳房不一樣

在母職醫療化的當代，
所有人——包括媽媽自己——對於哺乳的身體都是陌生的。

台灣母乳哺育的專業是如何建立的？哪些人具備這樣的專業呢？建立過程一定要提到台中榮總兒科陳昭惠醫師。

我與陳醫師的緣分始於懷第一胎時看了她寫的《母乳最好》，之後一直把她當作母乳哺育的學習典範。為了更了解陳醫師當年如何在以配方奶為主要餵食方式的社會氛圍裡累積自己的母乳哺育醫學知識，我邀約她做了一次深度訪談。

陳醫師一開頭就說：「這絕對不是一個站在河邊看魚往上游的偉人故事。」

一九八四年左右，牧師娘戴瑪莉（Carmen Taylor）跟隨擔任牧師的夫婿來台傳教。她因為推崇哺餵母乳，經過年餘的哺乳志工受訓後，申請加入總部設於美國的國際母乳會（La Leche League International），從此在台灣南北穿梭，積極推動母乳哺育。「我能夠踏進母乳哺育的領域，其實就是從國際母乳會開始的。」陳醫師表示。

國際母乳會裡的哺乳母親與帶領人（leader）給了陳醫師很多母乳哺育相關資訊，她也因此得知哺乳醫學的教科書《母乳哺育：給醫學專業人員的指引》（*Brestfeeding: A Guide for the Medical Profession*）。

一九九〇年，陳醫師懷了第二胎並開始參加國際母乳會每個月的定期聚會，輪流討論四個與母乳哺育相關的主題。一九九三年她和先生一同前往加拿大開會時，得知有位Verity Livingstone醫師在家醫科裡開設母乳門診，申請去參觀。Livingstone醫師建議她，既然對推動母乳哺育有興趣，應該和世界母乳哺育行動聯盟（World Alliance of Breastfeeding Action，簡稱WABA）聯絡。「然後我就一頭栽進去了！」她笑著說。

WABA是個龐大的非政府組織，意圖把所有與母乳哺育相關的組織都結合在一起。陳醫師當時透過電子郵件表示她來自台灣，對母乳哺育的推動有興趣，WABA就寄了很多資料來。

WABA自一九九二年起將每年八月第一周訂為國際母乳哺育周，陳醫師得知該活動後便爭取翻譯活動摺頁，也在台灣舉辦國際母乳哺育周相關活動。翻譯這些資料的過程中，她說學到了很多母乳哺育的知識，包括後來翻譯的藍皮書《幫助母親哺餵母乳》，同樣來自WABA。

那時台灣政府因為推動母乳哺育相關政策，也舉辦了一系列演講。除了政府動起來，婦產科醫學會、兒科醫學會、護理學會也紛紛開始增進會員的母乳哺育相關知識。

一九九五年，WABA全球論壇在泰國舉辦，陳醫師與台中榮總的同事聶健文護理長一同參加，才了解原來世界各地在推動母乳哺育時，不只有醫護人員的參與，而是一種社會運動，包括婦權、人權、法律、兒童權利、環保、〈國際母乳代用品銷售守則〉，許多不同的社會團體都會參加。她說那次WABA主席的演講相當激勵人心，提到「母乳哺育與全世界六十幾個議題都相關」。

一九九六年，聶護理長前往英國接受世界衛生組織（WHO）為期一個月的母乳哺育種子講師訓練，回來後啟動了台灣醫學專業人員母乳哺育種子講師的訓練。在陳醫師與聶護理長的努力下，以台中榮總為起點，開始翻轉專業知識——雖然要改變醫院體制並不容易。

當時，陳醫師把能取得的國外資料盡可能帶回台灣翻譯，為台灣母乳哺育專業做了大規模的「知識輸入」。現今國民健康署母乳哺育種子講師訓練課程的講義，大部分都是那時用此方式建立起來的。一群熱心支持母乳哺育的醫療專業工作人員更於二〇〇五年四月成立了台灣第一個專業人員母乳團體「台灣母乳哺育聯合學會」，陳醫師是創會理事長。

我在二〇〇九年加入台灣母乳哺育聯合學會時，與陳醫師加入國際母乳會的時間已相差了近二十年。加入前一年，我先寫了一封電子郵件向陳醫師毛遂自薦，說自己是婦產科醫師，哺乳已進入第五年，因為全職在家帶小孩的關係，有些零碎時間，想替學會做些事，為推動母乳哺育盡一份心力。

國際母乳會裡有許多特別寫給醫師或醫療專業人員的資訊，比如母乳哺育醫學會（Academy of Breastfeeding Medicine，簡稱ＡＢＭ）給醫師看的臨床指引。陳醫師當時給我的第一項任務就是翻譯ＡＢＭ的臨床指引。不同於國際母乳會，ＡＢＭ是一九九四年由兩位醫師起草創立的專業團體，他們認為無論是醫師訓練或醫師專業間的互動，應該有別於泌乳顧問的單純諮詢，因此另外成立了一個團體。ＡＢＭ的會員皆為醫師，目前有來自世界各地五十多個國家超過五百多人。

當時整個社會已在轉變，我不再需要像前輩那樣「戴著鋼盔」——台灣母乳哺育聯合學會前任理事長許淳森醫師常說，剛開始推動母嬰親善醫療院所認證時，大家怨聲載道，常常被罵，得「戴著鋼盔在槍林彈雨中前進」。

母乳哺育看似屬於文化常規（culture norm），隨著母職醫療化，若以嬰幼兒餵食選擇同時關乎媽媽與寶寶的健康來看，母乳哺育的醫療化在所難免。哺乳中的婦女遇到問題，第一個想到的是向婦產科醫師求助，「醫療化」已是今日生活的一部分。這種醫療化並非單單由醫療體制或醫療專業人員形塑而成，在生物醫療化的當代，產婦與所有的人都主動加入了整個體制，一起形構嬰幼兒餵食方式的轉變。由於這種與女性身體脫離的母職已經維持了好長一段時間，所有人——包括媽媽自己——對於哺乳的身體都是陌生的。身為婦產科醫師，我能夠想到的是盡可能充實專業知識，解決哺乳媽媽與寶寶的問題，成為母乳哺育的專家。

我開始積極增進自己的母乳哺育專業知識。二〇一一年通過國民健康局母乳哺育種子講師訓練，成為專業講師，並於同年成為母嬰親善醫療院所認證計畫的協同主持人，接受認證委員相關訓練。二〇一五年通過國際認證泌乳顧問（ＩＢＣＬＣ）考試，取得專業哺乳諮詢資格。

還記得那是夏日午後的哺乳諮詢門診，第二胎孩子三個月大的文惠因為乳腺炎的關係，從桃園跑到台北求診。

「陳醫師，我昨天發燒時先回原本生產的診所（非母嬰親善醫療院所），幫我接生的醫師說乳腺炎發燒了，叫我先吃藥，三天不要餵奶。我覺得他不懂（母乳哺育），桃園又找不到可以諮詢的醫生。」

文惠從接生醫師診斷乳腺炎之後要她先不餵母奶，知道醫師「不懂」母乳哺育，並沒有遵循醫囑停餵母奶，而是尋求其他資源。

「你老大也是在這家診所生的？那你怎麼學會餵母奶的？」我從病歷資料看到第一胎哺餵母奶十個月，好奇詢問。

「就一直上網找資料啊！遇到問題就一直打國民健康署的諮詢專線。」文惠無奈地回答。

擔任母嬰親善醫療院所認證委員那幾年，我常常聽到許多婦產科資深前輩醫師說，其實是產婦推著他們改變、增加自己的哺乳知識。認證時聽著資深前輩醫師侃侃而談母乳哺育的各項措施，正確的哺育觀念常讓我感動得頻頻點頭。「媽媽們來產檢時就會問啊，我們如果不努力，很容易就被考倒了！」一位醫師這麼對我說。

這些種種都讓人發現，在生物醫療化的當代裡，醫療體制與專業不再是壓迫者，哺乳母親們有其能動性，比如文惠。網際網路的發展讓母親們取得醫學知識的來源不再侷限於醫學「專家」，「網路支持」讓當代母親重新獲得了自主與能動性。

然而，也有負面的例子。

產後四個月的小育由其他泌乳顧問轉介過來看診時，乳房的皮膚極厚，整個右邊乳房硬梆梆的。

小育在小孩剛滿月時就發生乳腺炎，上網尋求專業協助，找到的泌乳顧問說小育已經乳腺炎了，把她轉介給合作的乳房外科醫師，外科醫師建議她做侵入性治療。但做了以後，小育的乳腺炎非但不見起色，反而愈來愈嚴重。

小育說：「醫生，你可以幫幫我嗎？我只是想處理好乳腺炎，好好餵母奶而已，為什麼這麼難？已經處理三個月了……」眼淚不聽使喚地滴落，滿是無助與無奈。

隨著哺乳率的上升，協助母親哺乳的需求增加，坊間出現了各式參差不齊的認證課程，很多上一天課就能取得的哺乳諮詢證照更讓人覺得不安。小育找到的泌乳顧問並沒有真的拿到國際認證，轉介的外科醫師建議的治療方式則顯示專業知識不足。泌乳期的乳房與一般女性的乳房大不相同，若乳房外科醫師沒有泌乳期乳房的專業知識，用處理一般女性乳房的方式處理乳腺炎，反而可能造成傷害。

我幫小育做了乳房超音波，確認她的乳房已呈現慢性發炎的狀態，最後將她轉介至有正確母乳概念的乳房外科處理。

台灣目前散落於各醫療院所與產後護理之家的泌乳專業人員，除了少數自行成立工作室做哺乳諮詢，向產婦收取諮詢費用，大部分都是犧牲自己工作以外的時間，為了母嬰健康在「做功德」。要用什麼方式讓這方面的「專業」被看見、被尊重，讓在強調專業醫療照顧的機構裡哺餵母乳的產婦也能得到適切的協助、增進母嬰健康，我想是可以努力的方向。因為這些專業人員，或許就是可以讓因為母職科學化而斷裂的「女性互助圈」，即便在相關機構中也能再度形成的關鍵人物。至於坊間紛亂的哺乳諮詢「市場」，衷心希望政府能夠好好管制，讓每對母嬰都可以有一個美好的開始，同時徹底避免像小育這樣求助無門的情況不斷發生。

❶「華人泌乳顧問協會」官網可查詢合格泌乳顧問

第三章

生產再發現

科技是否讓我們遠離了人性

「科技始終來自人性」，
但真的是這樣嗎？
科技有沒有可能把人性拋得愈來愈遠？

「不像醫生的醫生」是近年認識的新朋友知道我的職業後的驚嘆，這應該是人文社會學科帶給我的改變。

二〇一二年，我考進陽明大學科技與社會研究所，在將屆不惑之年帶著母乳哺育推動的疑惑，進入研究所尋找解方。多年前的電子產品廣告詞強調「科技始終來自人性」。但是，真的是這樣嗎？科技有沒有可能把人性拋得愈來愈遠？

二〇〇七年生第二胎坐完月子時，前輩江盛醫師分享了生產改革聯盟舉辦的「二十一世紀台灣媽媽的生產夢想」徵文比賽，鼓勵我參加。後來我以〈婦產科醫師？媽媽！〉為題參賽，分享兩次生產經驗，獲得優選。

那次的頒獎典禮同時舉辦了座談，探討當時關於生產的五大迷思——

迷思一：減痛只能靠藥物？

迷思二：生產只能躺著用力、壓了肚子更好生？

迷思三：自然產一定要剪會陰？

迷思四：迷信與婦女怕痛造成高剖腹產率？

迷思五：用助產士接生是落伍的？

十多年過去，小兒子現在都八年級了，這些迷思似乎仍在。當時我雖然入選優勝，但聽聞研討會前舉行的記者會所邀請的婦產科醫師名單之後，根本不敢出席，因為我的說法對於婦產科主流做法來說宛如「叛徒」，超級尷尬。

《亞細亞的新身體》（*Assembling the New Body*）與《科技渴望社會》（*Social Aspirations of Technoscience*）這兩本書是當年的比賽獎品，也讓我第一次得知「科技與社會研究」（Science, Technology, and Society Studies，簡稱ＳＴＳ）這門學科，開始從

不同的角度，反思長久以來接受的醫學訓練與實際的母職經驗之間，有著怎樣的斷裂與落差。

同樣是在那次比賽裡，我認識了台灣大學社會系吳嘉苓教授。我對吳教授說想讀社會學研究所，因為深深覺得母乳哺育的推動費力，醫學解方非常有限。當時她說：「社會學太硬了，有個皮膚科醫師讀一年就讀不下去了，要從馬克思開始讀呢！」她認為不一定要讀研究所，人生有各種可能，受到勸退的我也放棄了報考台大社會所。

想想當年真的非常天真，因為看到身邊同業攻讀醫學領域研究所幾乎都是兩年畢業，壓根不知道跨了不同領域並非如此。在人文社會學科研究所裡，完成學位論文基本上是三年起跳。

後來在某個國際嬰幼兒按摩講師的訓練課程中認識了現任ＳＴＳ學會理事長洪文玲，她對我說：「有一門新興學科叫ＳＴＳ，陽明大學有研究所，我連你的指導教授都幫你想好了，你去考看看吧！」卯起來用育兒空檔準備考試時才發現，把社會學的書當閒書看和當成考試用書，完全是兩碼子事。

「未來，不是說出來的，是做出來的。」在很八股的入學表格上，我引用了影星湯唯說的這句話提及想做的研究計畫，恰恰好和ＳＴＳ學會二〇一八年以來著力發展的

「STS making and doing」倡議不謀而合。

醫學訓練相當線性直觀，走一條大家都走的路，當然最沒阻力，但我不想。社會上有許許多多對「醫師」這個職業應當如何的想像，讓我辭職在家當全職媽媽後必須不斷解釋。講久了，自己也懶了，乾脆微笑點頭不說。

大家常認為醫師和育兒工作相比，育兒工作替代性較高，可以交給長輩、保母或托育機構。我覺得相反，婦產科醫師不差我一個，可是兒子只有我一個媽媽呀！

> 人都很脆弱，才會喜歡用結婚、公司、頭銜和派系、親子、兄弟這些名分區分，自己屬於某一個群體時才會安心。其實根本不需要。無論是哪裡的哪個誰，每天只要過充實的生活，才是最重要的。
>
> ——《湯歌劇》，阿川佐和子

全職媽媽那段時間，投稿報紙或雜誌撰寫與母乳相關的衛教文章時，我喜歡在頭銜加上「全職媽媽」，卻總是被拿掉。編輯認為「前馬偕醫院婦產科醫師」比全職媽媽來得好。不服氣的我，讀到小說《湯歌劇》這段文字，非常想印一張全職媽媽的名片。

全職媽媽不屬於任何群體，其實就是一種「孤獨」的練習。很多媽媽在這樣的過程中，容易迷失自己，對自己的未來感到迷惘與失去自信。若現在的我可以回去和當年的我說說話，我會這樣說：「堅持下去，從小苗長成大樹的過程是漫長的，但點點滴滴都是養分，日後的收穫是豐碩的，無論是媽媽或孩子。」

當初許多無法對人說清楚講明白的，其實是性別問題，進了科技與社會研究所之後，我總算有機會想清楚了。

在家沒有「正職」的八年時間，讓我真真切切體會「人在邊緣」的處境，許許多多的感受，開心的、不開心的都有。像是跌入人生谷底，在泥淖裡翻滾了一番又爬了出來。

周遭很多人會說這是為孩子犧牲，我卻從不這麼覺得。除了因為與孩子們相互成就、共同學習成長的過程，這幾年已漸漸看到成果，也因為那讓我重新認識了自己，學會傾聽內心的聲音，是完完全全的拆解再重組。

準備研究所考試與回到研究所當學生那幾年，更讓我發現以前當「純」學生有多幸福。

媽媽學生坐下來念書不曾超過二十分鐘，總是會被孩子們的「媽，我要……」打斷，只能用家事、工作、雜事的空檔讀完一本又一本的書、研讀一份又一份的論文。

兩個孩子同樣需要適應生活的改變。記得研究所開學前的暑假帶他們去福隆海邊玩，對他們說：「媽媽接下來可能就沒辦法常帶你們去玩囉！」大兒子說：「我知道，因為你要開始讀書了嘛！」貼心得讓人想哭。無法那麼快適應的小兒子第一學期跟著我一起修完了「ＳＴＳ導論」，還嚷著幼稚園太無聊，媽媽的學校像在露營，比較好玩。他常常在回家路上在後座累得睡著，讓人不捨。

但，媽媽總得繼續勇敢追求自己的人生。過了八年回頭看，這也是一種身教吧，追求自我的過程就這麼烙印在兒子們的心上，這幾年在他們身上也漸漸看到一些實踐。

進入研究所之後，思考方式的轉換非常強烈。

不同的課堂間，來來回回的過程，改變了我原本看世界的方式。

第一學期的報告被退了兩次，是轉換過程相當大的挫折。醫學訓練讓我有多少證據說多少話，而且說話通常是條列式的，沒什麼論述。人文社會學科重視的是論述能力，如此的「思想便祕」寫不出及格的報告，被老師退了兩次再重寫之後，勉強過關。

一直轉換不過來，讓我傷透腦筋，剛好看到女書店開了女性寫作班，趕緊報名，期待課程可以解開自己的「思想便祕」。真的非常感謝陳斐雯老師，課程中各種寫作題材的練習，解開了我被醫學訓練打成死結的腦袋，第二學期「性別研究導論」期末報告竟然拿了九十二分高分，自己都非常驚訝。

「ＳＴＳ是什麼？」研究所的網站上是這麼回答的：

隨著科學與醫學的快速發展，現代社會與先進科技、醫療間的關係不若以往單純。現代科技與醫療的發展不僅單方面地增進了人類的福祉，引導社會朝著更有效率的方向前進，現代社會的高度科學化與醫療化也陸續衍生出許多問題，科技與醫療的社會爭議（technology controversy）更是台灣步入科技社會的重要現象。「科技與社會研究」（Science, Technology, and Society Studies，簡稱ＳＴＳ）領域的形成，目的便在理解與分析科技與現代社會之間複雜卻也密不可分的關係。社會中的文化、政治與經濟等價值不僅影響了科技與醫療的發展，科技與醫療在此同時也形塑了社會的主流價值，左右其整體走向。唯有對科技醫療與社會之間的互動與共同演化的關係進行深入分析，方能理解科技社會的複雜面貌，以及科技發展所具有的社會意涵。

當然，這些反省與研究，不只是要促成發展剖析科技社會所需的分析工具，也企圖對於當今科技與醫療的社會爭議、相關社會改革運動，還有政府相關的政策制訂，都能提出有意義的貢獻。

對於研究生的訓練，我們期待培養出能夠理解當代科技社會特質的歷史根源、具有分析當代科技爭議能力、協商當代科技爭議的素養、協助推動當代科技與醫療民主化的新公民。這也是一種STS的論述者與行動者，這就是STS人（STSer）。[16]

於是，除了完成《母職的生物醫療化：台灣當代母乳哺育的專業知識與身體實作》碩士論文，得到探索母職的新方向，我也以STS為工具，朝生產改革努力，做為「STS making and doing」的實踐，期待著科技真的來自於人性，能將母職實踐中「人」的元素，盡量找回來。

生產應該是一場派對

首次居家陪產經驗讓我體認到，
「不做」比「做」有更大的擔當，
「陪伴」比「監視」有更大的力量，
「順勢」比「介入」有更大的耐心，
「人性」比「科技」有更大的信任。

晨怡的預產期是十月二十日，我一直這麼記得。

小兒子翔翔上學後有了些屬於自己的時間，由於無法勝任全職工作，我接下產後護理之家每周一次的查房工作，做為當了五年全職媽媽後重回職場的暖身，也重拾書本回到校園，卻每每在遇到「悲慘」生產經驗的產婦時陪著流淚，充滿了無力感。

「陳醫師，為什麼他們要那樣推我肚子？我好痛苦！」

「陳醫師，我裂傷很腫很痛，要怎麼辦？」

想想自己的生產經驗也沒好到哪裡去。第一胎產程遲滯，差點被抓去剖腹。產後長達九個月大腿不聽使喚，下半身好像不是自己的。

西式產科學的訓練讓我認為第一胎本來就不好生，所有的醫療處置都是為了確保產婦和寶寶的平安，生產過程中種種和自己身體解離的感覺，都被醫學訓練的科學腦給壓了下來，直到這幾年才試著和那時受傷的自己重新和解。好在當時受的苦後來漸漸化為養分，在心中長出了一棵名為生產改革的樹，雖然還只是一棵小樹苗，但盼她能繼續茁壯，重新把女人、生產與自然連結在一起。

與晨怡是在科技與社會研究所認識的。而她做的研究，正與生產相關。

因為知道晨怡很抗拒當代醫療化的生產方式，我問她：「你想在家裡生嗎？我去幫你好不好？」從約定好的那天開始，牢牢記得她的預產期是十月二十日。

八月忙完研究所畢業事宜，找了一天和晨怡相約，在她家討論居家生產要做的準備。看到她家有個大浴缸，想到舒緩陣痛時可以用，忍不住問她：「有想在水裡生嗎？

你要怎麼生，我都可以配合喔！」

十月十五日，我向當時預定要去上班的婦產科診所院長商借晨怡生產時要用的器械。院長問需要準備哪些東西，再三確認「真的不用無菌鋪單，不消毒嗎？」「生產不用無菌啊！」我充滿自信地回答。

對於生產的重新思考讓我推翻了自己心中西式產科學的典範，「也是一種革命吧！溫柔而堅定的那種。」

拿到器械的同一天，我和晨怡約在她家附近的咖啡館做產前最後確認。晨怡家在大稻埕，用這個從清末到日治時期人文薈萃之地做為復出接生的出發點，怎麼想都覺得興奮。

拿了剛借到的器械給晨怡看，「消毒有效日期是十月二十日，如果二十日你還沒生也沒關係，我再拿回去換一包。」我這麼說著，心中卻有個非常篤定的直覺「不需要拿回去重新消毒」。

十九日下午，晨怡傳來落紅的消息。產科教科書中，初產婦從規則陣痛到寶寶出生，容許的醞釀時間是二十個小時。但這樣的盤算視進醫院待產為必然，晨怡在家中自由自在的，我覺得產程會快一些。

教科書裡針對待產過程中胎兒下降的描述有四個力量：羊水壓力、子宮底對寶寶臀部的推力、母親腹部肌肉下推的力量、寶寶身體的伸展。當中並沒有考量到產婦自由活動時的「地心引力」。

美國 Laughon 醫師與她的同事在二〇一二年發表了一份研究，比較一九五九～一九六六年與二〇〇二～二〇〇八年這兩個世代的生產，指出美國近五十年來，初產婦的第一產程延長了兩小時之多。兩個世代的差別，包括近代產婦年齡較大、體重較重、減痛與催生使用較多、剖腹產率提高。研究最後建議，我們應該重新檢討近年愈來愈多醫療介入對於婦女生產所造成的影響。

長久以來，西式產科學對於產程要從何時開始計算，一直無法有很明確的定義。在美國有兩種算法，一是產婦自覺的規則宮縮，二是收住院待產的時間，但兩種算法都充滿不確定性。和晨怡討論生產計畫時我就答應她，待產時不內診，所以她的產程無法像在醫院那樣畫出產程紀錄圖，那需要記錄子宮頸擴張程度與時間的關係。

二十日早上，晨怡傳來開始規則收縮的消息。我先送孩子去上學，從容做完家事，揹著產包與咖啡機坐上公車，準備到晨怡家陪產。記得剛到她家不久，負責拍攝生產過程的生動盟夥伴育青導演也來了，她拿起攝影機問晨怡：「看到阿萍來的時候有沒有很安心？因為醫生來了。」晨怡說：「我沒當她是醫生欸！就覺得是個朋友來陪我生產這樣。」

對晨怡來說，醫生或許是種「白色恐怖」吧。穿著白袍象徵握有權力不可侵犯的專業，失去了某部分人性，也沒多少商量餘地。然而，在醫生的專業自主權與產婦對自己身體自主權的中間，應該還有一個可以共同協力打造卻不衝突的空間才對——我想爭取的，就是這樣的空間。

晨怡的子宮收縮時，大夥兒安靜地陪伴著，收縮間隔時，自在地喝咖啡聊天。時間過得很快，一下子就到了中午。由於當天下午答應了一場在台科大的演講，出門前我看了下晨怡的外陰部狀況，確定還沒有寶寶要出來的變化。我也交代了晨怡老公阿火，萬一講課中產程大幅進展要如何接住寶寶。

「其實第一胎啊，你看到寶寶的頭髮再打電話叫我回來，都還來得及。」我笑著對阿火說，就前往二十分鐘車程外的台科大了。出門前，助產老師美玲正要從台北車站出發到晨怡家，更讓人覺得放心。

講完課在計程車上發訊息給大家說要回去了，促狹地在群組問：「生好了喔？」阿火說：「有這麼好喔！」美玲老師說晨怡正在睡覺。我心想，這時若睡得著，產程應該就是慢下來了，不知會停多久。

回到晨怡家，她小睡片刻後剛好起床，看狀況覺得還要些時間，寶寶還的可能不是這個時辰，便先回家接小孩放學並安頓妥當，晚上九點多才再度回到晨怡家，順便帶了好幾瓶啤酒。

晨怡在我到的十分鐘前進了浴缸，美玲老師說：「應該快了！」拎著啤酒到浴室問晨怡要不要來一杯，聊沒幾句她已說不出話來，寶寶作勢要出來了，趕快先把啤酒放入冰箱。

我探了探浴缸的水，覺得太熱了，問晨怡要不要出來。晨怡說她不想離開浴缸，那就表示得開始做水中分娩的準備了。

過熱的水會消耗體力，也會造成血壓的不穩定，我開始將水溫調到接近體溫的溫度。

隨著產程的進展，水中的血塊增加，還有些排泄物。我想保持水的清澈，一方面觀察寶寶的進展，一方面也預防寶寶出生後吸入。

但是水這麼一進一出，擔心擾動到晨怡的平靜。我在確定她不會被擾動後，與美玲老師協助她度過收縮，同時盡量維持水的清澈。這段時間對在場的每個人來說都漫長又珍貴。大家同心等待寶寶的出生，當寶寶頭髮出現在水中飄動時，我指給阿火看；在晨怡一直擔心自己失態叫太大聲的同時，阿火直說：「比我想像的好太多了！」

晨怡後來是趴在浴缸邊緣生出寶寶的。當寶寶的頭順利娩出後，為了避免接觸到空氣開始呼吸，我低聲要晨怡維持蹲姿不要站起來。再兩次收縮，寶寶就完全娩出了。我攤開阿火準備好的大浴巾，美玲老師抱住寶寶，初步擦乾後就把寶寶交到晨怡懷裡。

寶寶開始放聲大哭，活力滿滿，不用吸球抽吸，也不用倒吊打屁股。我和美玲老師還有阿火合力扶起抱著寶寶的晨怡到床上休息。「下一次，子宮再有強烈的收縮，就是胎盤要出來的時候！有這樣的感覺再跟我說。」我邊說邊打理晨怡和寶寶。

一段時間後，我讓阿火幫寶寶斷臍。「好像在剪綵喔！」一旁攝影的鈺婷導演說，整個房間充滿歡樂的氣氛。阿火剪斷寶寶的臍帶後就去開香檳，大夥兒一人一杯喝了起來。順產，本來就該如此歡樂。

晨怡一直把寶寶抱在懷裡，擁抱孩子的催產素讓子宮一直堅硬地收縮著，也讓人覺得醫院產後常規打那一針子宮收縮劑的多餘。

歡樂的氣氛中，沒人注意到胎盤早已娩出，連晨怡自己都沒覺察。我拿彎盆接時，預期還會有一陣血流出，卻是乾乾淨淨。在醫院裡，產後立即輕拉而下的胎盤通常會伴隨至少二〇〇C.C.以上的血。

胎盤娩出後，美玲老師提醒我檢查一下裂傷的情況。陰道是H型的，在不剪會陰的情況下，自然的裂傷應該會順著H型的兩隻腳裂，也就是會避開肛門。晨怡的裂傷就是順著左側這支裂，四分之一環形黏膜下第一層，腳不張開不去撐就會自行合回去。要不要縫呢？內心掙扎著，也和晨怡與阿火討論，最後決定不縫，讓傷口自己癒合。

對一個外科系醫師來說，看到傷口不縫，根本就像把自己的手縫起來，但我忍住了。產後觀察一小時，晨怡與寶寶狀況都很穩定，大夥兒紛紛收工回家。

首次的居家陪產經驗，我清楚體認到「不做」比「做」有更大的擔當，「陪伴」比「監視」有更大的力量，「順勢」比「介入」有更大的耐心，「人性」比「科技」有更大的信任。

我覺得，現代醫師如果離開了醫院，和一般人並沒有太大的差別。這是受西式醫學教育的我，第二胎計畫在家生產失敗後的自覺與反省。

很喜歡的日劇《仁醫》中，被南方仁開腦取出腫瘤的術後病人，抱著標本罐逃離醫院時被南方仁逮到，在跌入江戶時代前對他說「回到那個年代去」。在當代醫學訓練下，有一身外科好功夫的南方仁若回到江戶時代，還施展得開來嗎？

現今談助產復興經常被大家以為是種不進步的想法。但如果一個產科醫師離開醫院就無法接生，那西式產科學的訓練是否就得和醫院綁在一起？而這樣訓練出來的醫師，真正了解「自然生產」的「自然」嗎？

南方仁在第一集中就感慨道：

未來，你也許不敢相信，我現在正在江戶時代。在這個做手術被認為是殺人的世界，沒有好的工具、沒有藥，我在這裡盡情地做手術——很簡單的手術，雖然沒有失敗，但這類手術卻已讓我一籌莫展。

原來一直以來，手術的成功並不是因為我醫術高超，而是別人給我的。藥物、技術、設備、知識，沒有了這些，我只是個庸醫，一個連減少疼痛縫針都不知道的庸醫。十四年的醫生生涯，我沒有意識到這些，沒有意識到自己如此無力，還以為是謙虛，像我這樣的庸醫，還想要選擇有把握的手術來做，想想都覺得荒唐……

產後第三天，我陪著晨怡一家人前往診所做出生登記，順便歸還器械。在補齊資料時，才發現預產期其實是十月三十一日，我怎麼一直記成十月二十日呢？

後來某次和學弟易澄分享晨怡順利生產的消息，他說：「學姊，你在跟產婆搶生意欸！」我說：「是啊，台灣的婦產科醫師搶產婆生意好長一段時間了！」

順勢生產都生很久？

「生很久」依然是許多人對順勢生產的迷思。其實還是有規則宮縮到孩子出生只花四小時的第一胎，十小時之內就完成的也不少見，順勢生產並非一定「生很久」。

為什麼會有這樣的迷思？應該是因為對「產程遲滯」定義不同的關係。產科醫師奉行數十年、用來評估產程的 Friedman 曲線，來自 Friedman 醫師於一九五五年發表的研究統計。

Friedman 醫師接受訪問時表示，當年只是個統計研究發表，沒想到竟被收入教科書，成為診斷產程是否異常的金科玉律。「這只是份研究統計，不該被拿來當標準。」他說。然而，現今大部分產科醫師仍然以 Friedman 曲線當作產程遲滯剖腹的標準。

在 Friedman 醫師蒐集資料的年代，生產環境與生產方式是如何呢？和現在一樣嗎？

不斷有研究顯示，由於當代生活方式的改變，產科醫師要面臨的是愈來愈嚴峻的挑戰。美國的研究顯示，五十年來初產婦的產程平均至少增加兩小時。當中的因素包括了愈來愈多的催生、減痛分娩、不斷上升的BMI等。近年漸漸有學者提出重新思考與定義 Friedman 曲線的必要性，舉例來說，產程活動期應該從三指六公分開始算，產程遲滯的定義需要延長。

事實上，「愈來愈不好生」來自於當代產婦出生於醫療開始大量介入生產的年代，不但改變了她們的母親的身體，也改變了她們的身體，使得產科的困境愈來愈多。

面對上述挑戰，我認為能做與該做的並不是用剖腹產、提早催生這類醫療介入來解決。好孕團隊這幾年一直努力於產前教育知識的補充、適合孕婦的運動與鍛鍊、飲食的調整、顱薦的放鬆、身心靈全方位的療癒、中醫師的結構治療，期盼開啟全新的身體觀。

曾有產婦問我：「陳醫師，你們遇過全開到生目前最久的是多久？」「十個小時。」我回答。只要產家願意堅持下去，在母嬰安全無虞的情況下，我們願意用「等待」換來三代的健康，扭轉醫療介入改變的身體，讓下一代也能有更美好的生產經驗！

身體自主權是最基本的人權

產前教育課程除了代表「自己負起責任」的承擔，更是為了了解自己的身體，進而相信自己。

人類學家 Rima Apple 在多本著作中深入討論了從十九世紀開始發展的「科學母職」（scientific motherhood），是如何將孩子們抱離媽媽（或奶媽）的乳房，以裝著配方奶的奶瓶取代了乳房，也讓母親們的育兒實作從家庭鄰里間女性的經驗共享、相互支持，轉向依賴科學與醫學專家的建議。

一八九〇年至一九五〇年間，美國母親們餵養孩子的首選逐漸從母乳哺育轉變為醫師主導的瓶餵（配方奶）。老師、社會評論家、醫師、健康改革者與媽媽們共同促成了

「科學母職」的形成，大家都認為，媽媽們需要科學與醫學專家建議，才可以健康地養大孩子。

在這個轉變的過程中，母親的角色從「養育的女王」（queen of the nursery）變成「科學的僕人」（servant of science），許多育兒觀念也開始產生變化。母親的本能與女性育兒經驗不再受到重視，取而代之的是科學與醫學專家掌握了關於小孩餵養的發言權，包括該用什麼餵小孩、要怎麼餵、要不要和孩子一起睡等。

與此同時，西方社會對於母職的定義也從十七、十八世紀以宗教規範為主，在進入十九世紀後加入了階級、死亡率與科學元素，並把母職的建構推向了醫師的專業。

如此發展直到當代，「科學母職」仍然深植於社會大眾的認知價值之中，媽媽們養育小孩依然依賴科學與醫學專家的建議。成為母親的過程裡，孕期與生產的照護，產檢過程注重一連串的檢查，用數字來堆砌母嬰「健康的身體」，同樣把科學母職的意識形態更往前推。

專門做生產研究的日本人類學家松崗悅子教授曾在訪台演講中提到，許多時候科學證據的呈現看起來像是女性選擇的結果（比如剖腹產或陰道生產、生產場所的選擇、接生者的選擇），但事實往往是「女性無法選擇」產生的結果，這是需要仔細釐清的。

席拉・凱欣格（Sheila Kitzinger）在著作《生產再發現》（*Rediscovering Birth*）中提到，傳統社會女人用自己的步調生產。一般認為，新科技的生產方式一定會為尚未發展的社會帶來好處，我們不需要向傳統社會學習。許多強力藥物開始介入生產，例如強迫子宮收縮的藥物。

然而，當每個生產都變成依時進行，僵化的處理流程把人變成醫院生產線上的產物，當「介入」已經成為當代產科學的內涵，時鐘反而是裡頭最舊的科技，該如何尋回女性在孕期與生產過程的自主性呢？

二〇一四年，衛福部要求婦產科醫學會提出生產計畫書範本，引起了醫界非常大的反彈。

婦產科醫學會以「醫生，我要在廁所裡面生！」為題召開記者會，反對女性團體要求衛福部將生產計畫書列入未來的醫療評鑑項目，並質疑生產計畫書忽視了醫療人員的專業，可能會增加母親與胎兒的危險。婦女新知基金會等女性團體則在記者會現場提出反駁，強調生產計畫書並不是合約書，「只是一種孕產婦和醫生的溝通工具」，並非想介入、干擾生產過程。

我在研究所裡已從女性主義、技術細節、人與科技的關係等多元角度重新理解了生產，並以〈產科教科書中的「自然生產」：「生產技術」成為女性科技研究的可能性〉為題完成了「性別研究導論」學期報告，雖然身為婦產科醫學會會員，思考模式卻已轉換，完完全全理解生產計畫書如何挑動了醫界「父權控制」的那條敏感神經。另一方面，記者會的標題徹底引動了我身為女人卻被貶抑的憤怒情緒。處境之尷尬，不知如何是好。

我嘗試改寫學期報告，發表在臉書上，卻引來一陣罵名。「多說無益，那就做給你們看吧！」被罵到想關閉臉書時，心裡下了這個決定。

同年十月，衛福部在歷經兩年籌備後，正式推動「友善多元溫柔生產醫院試辦計畫」，希望提供婦女友善的生產環境。計畫內容是推動助產師重返醫院服務並選定六家區域級以上醫院試辦。可惜的是，這項滿意度超高的共照計畫在執行六個月後，以經費不足為由喊停。

二〇一五年，研究所學業快完成之際，想著畢業後的下一步，我在繼續讀博士或回到臨床工作之間躊躇不決。好友看我苦惱，帶我去向觀世音菩薩求籤。

求來的籤詩寫道：「這是各種謀求開始展現之始，也是脫離舊態邁入新世代的時刻，此事經營起來風起雲湧、大鳴大放，而最後能成大器。」一支上上籤。

年底，我陪好友面試新工作，向許世賓院長聊起了順勢生產。院長雖然有意讓我在籌備中的新診所嘗試不一樣的生產方式，但診所內沒有助產師的編制，我也不可能像陪好友晨怡生產那樣，將自己化身為產婆照顧每一位產婦，於是興起了發展「助產師與醫師共同照護模式」的念頭，想成立工作室推行產前教育與助產師一對一陪產服務。

在台灣推動產前教育與母乳哺育的困境從來都一樣：大部分產家認為這是生產的醫療院所「應該」一肩擔起的工作職責，所有關於生產、哺乳的相關課程，醫院都應該「免費」提供。

母嬰親善認證制度實施前，醫院的「媽媽教室」幾乎都由配方奶廠商承辦，內容可想而知。後來為了邀請父親的加入，「媽媽教室」正名為「親子教室」。儘管隨著母嬰親善認證制度於二〇〇一年開始全面推行，醫院裡的類似課程不再由廠商主辦，但坊間的「親子教室」依舊是商業行銷的展演，免費課程與免費贈品的背後動機，仍然是讓產家掏出錢來並持續消費。正如我常講的，「免費的最貴」。

在公醫制的丹麥，醫護人員的薪水與國民的生產費用都由國家給付——「沒有競爭，事情才會是原本應該是的樣子。」丹麥醫師提醒道。然而在丹麥，產前教育課程是產家自己掏錢上課！

我認為這代表一種「自己負起責任」的承擔。學開車去駕訓班要付學費，拿各種證照上課也要付學費，各種廚藝教室、才藝教室……想學習都要付學費，「生產」這麼重要的事情，難道不該付學費好好學習嗎？

二〇一六年六月，好孕工作室在建國北路巷內一棟舊公寓的二樓成立，除了前馬偕同事、護理師靜如擔任行政工作，中醫師兼國際認證泌乳顧問攸旻提供中醫在哺乳與生產上的協助，兩位助產師嘉黛與志貞負責產前課程與陪產，我們開啟了台灣前所未有的孕產照護模式，以「付費課程」與「助產師陪產」進行著一場關於生產的寧靜革命。

透過助產師的產前課程，我們以生產計畫書為工具，與產家一起努力，充實生產的背景知識，讓產家們能自主做出與生產相關的諸多選擇。我們深信如此一來，所有的選擇，才是為自己的生產、自己的身體，負起責任。

生產計畫書

成立好孕工作室之後，為了與產家討論生產計畫，我到處尋找合用的範本。孕產資訊網站「babycenter」＊是一個我很喜歡的網站，裡面有許多醫學專業審核過的懷孕、哺乳與育兒訊息。我也在這裡找到一份計畫大綱，其中列出了一些需要考慮的基本問題。

認真看看這些問題就不難理解，能夠訂出生產計畫的產婦，對於生產要有相當程度的了解。

我覺得生產計畫其實是非常基本的人權問題。女性對於自己身體的自主權一直以來都受到忽視。生產計畫書，應該是孕婦與接生者在產前共同討論出來的。

生產計畫書是與接生者（助產師或醫師）對於生產的溝通。可以讓他們知道你想要怎樣的生產、生產的進行方式與一定要避免的措施。計畫應該要有彈性。最佳的生產計畫是抱有事情並不總是照著計畫來的認知。

＊「babycenter」請參考 https://www.babycenter.com/

伴侶——

☆你希望伴侶一直陪伴嗎？

☆有哪幾個產程你希望伴侶離開房間？

☆當有醫療介入處置的必要時，你希望先和伴侶私底下討論嗎？

待產與生產姿勢——

☆待產時你想盡量保持直立與走動，或是想待在床上？

☆生產時你想躺著嗎？

☆你想跪著生、站著生還是蹲著生？

☆對於生產姿勢的選擇，你想留待生產時再決定嗎？

寶寶心跳的偵測——

☆當助產師用手持電子胎心音偵測器測量心跳時，你想保持直立與走動嗎？

☆你想使用連續性的胎心音偵測器嗎？

當被告知生產需要協助時——

☆你想避免執行會陰切開嗎？你想先試試改變生產姿勢嗎？

☆是否偏好產鉗或真空吸引？當有使用的必要時，你樂於依循建議使用嗎？

不預期的情況——

☆當你還在接受縫合、或是剖腹產的恢復期，寶寶有特別照護的需求，你希望伴侶陪在你身邊或是陪寶寶？

☆這樣的時刻，還有誰能來幫忙嗎？

生產池——

☆你想使用醫院或助產單位的生產池，或是租借於家中使用？

☆你只想用來減輕產痛，或是也想在水中生產？

☆胎盤娩出也想在水中完成嗎？

減痛——

☆你比較喜歡哪種減痛方式？

☆關於醫療減痛方式，你的優先順序為何？例如執行硬膜外注射減痛之前，先試試氣體麻醉。

☆有沒有什麼方式是絕對不想使用的？

加速產程——

☆如果產程減慢了，你希望助產師用任何方法加速嗎？

☆你希望產程順其自然進行嗎？

第三產程（胎盤娩出）——

☆你希望第三產程有任何處置嗎？

☆你希望第三產程順其自然嗎？

☆你希望由誰來斷臍？

特殊需求——

☆ 以往有任何會影響待產或生產的經驗嗎？

☆ 如果你有身障，需要如何協助？

☆ 產後需要特殊飲食嗎？

☆ 若有任何宗教上的需求，務必加上。

參考網站上各國的生產計畫範本，依目前台灣醫療院所的現況調整，好孕工作室翻譯了一份勾選式範本。很多人對於原來有這麼多事是可以自己決定的，感到無比驚訝。

這份生產計畫書是我與我的伴侶與接生者對於生產方式的溝通工具。讓接生者知道我理想中生產進行的方式，與一定要避免的措施。但我知道計畫是有彈性的，事情並無法完全照著計畫來，當臨床上我與寶寶的狀況無法依照計畫進行時，我願意尊重醫護人員一切必要之處置。

請留意我——

- □ 乙型鏈球菌篩檢陽性
- □ 有妊娠糖尿病
- □ 與寶寶Rh血型不合
- □ 有其他妊娠併發症……

我計畫的生產方式為——

- □ 陰道生產
- □ 水中生產
- □ 剖腹產
- □ 剖腹產後陰道生產

我希望待產／生產時的陪伴者為——

- □ 伴侶……
- □ 陪產員……
- □ 雙親……
- □ 其他……
- □ 我的孩子……

待產時我希望——

- □ 音樂播放（自備）

□燈光昏暗

□房裡盡可能安靜

□盡可能不被打擾

□盡可能減少內診次數

□限制接生負責醫護人員以外的人（包括住院醫師、實習醫師、見習醫師）進入

□穿我自己的衣服

□由我的伴侶攝影與拍照

□我的伴侶全程陪伴

□保持水分攝取

□在醫師／助產師許可下進食

第一產程我希望——

□站立　□淋浴

□躺著　□在浴缸

□可以走動

我不希望——

□灌腸

□剃毛

□導尿

□點滴注射，除非我脫水或有其他醫療需求（但導管留置是□可以／□不可以 的）

我希望胎心音監測是——

□連續

□間斷

□手持式

□當寶寶有狀況時才使用

我希望加速產程的進行——

□當寶寶有狀況時

□用自然方式進行，例如：刺激乳頭

□人工破水

□前列腺素

□催生藥 Pitocin 點滴注射

□絕對不使用人工破水

減痛我希望採用——

☐ 針灸
☐ 呼吸技巧
☐ 冷療
☐ 止痛藥物
☐ 分散注意力
☐ 熱療
☐ 冥想
☐ 按摩
☐ 催眠
☐ 標準的硬膜外麻醉
☐ 腳底按摩
☐ 不做
☐ 到時候再決定
☐ 依醫護人員建議使用

生產時我希望——

☐ 蹲著
☐ 半坐臥姿
☐ 側臥
☐ 跪趴姿
☐ 站著
☐ 依靠在我伴侶身上
☐ 有人支撐我的腳
☐ 用腳墊支撐
☐ 用生產拉把做為支撐
☐ 生產球
☐ 生產池
☐ 淋浴

我會自備——

□生產球　□蹲姿拉把

□生產椅　□生產池

寶寶出生時我希望——

□自己用力

□醫護人員引導用力

□在我與寶寶沒有危險的情況下，我自己決定用力的時機與步調

□自己用鏡子看寶寶的頭到哪裡

□當寶寶的頭到陰道口時，自己觸摸寶寶的頭

□避免使用產鉗

□避免使用真空吸引

□醫師覺得有必要使用器械輔助生產時，我同意醫師的決定

□醫護人員幫忙接住寶寶

□我自己接住寶寶

□讓我的伴侶接住寶寶

會陰切開我希望——

□在會陰按摩後才執行

□執行

□不執行

□非必要不執行

□醫師決定

□在局部麻醉下執行

□不使用局部麻醉執行

寶寶出生後我希望——

□我的伴侶斷臍

□臍動脈停止跳動後才斷臍

□收集臍帶血

□捐贈臍帶血

□讓胎盤自然娩出

□在胎盤丟棄前讓我看一下

□自行保留胎盤

□不要注射子宮收縮劑

如果有剖腹產的必要——

- □ 尋求第二意見
- □ 確認所有方法都用盡了
- □ 手術當中保持清醒（半身麻醉）
- □ 伴侶全程陪伴
- □ 寶寶出生時讓我看
- □ 解釋需要手術的原因
- □ 硬膜外麻醉
- □ 我自己要與寶寶肌膚接觸
- □ 讓我的伴侶與寶寶肌膚接觸

我希望能抱寶寶——

- □ 生產後擦乾即刻肌膚接觸至少一小時（所有處置延後）
- □ 量完體重之後
- □ 擦乾包好之後
- □ 在給予眼藥之前

我希望哺餵母乳——

- □ 生產後即刻
- □ 在眼藥給予之前
- □ 晚一點，我覺得身體狀況可以之後
- □ 不哺餵母乳

我希望我的家人（姓名）＿＿＿＿＿＿

- □在產後立即加入我與寶寶
- □等我與寶寶回房間後加入我們
- □在嬰兒室看寶寶，不進房間
- □產後探訪沒有限制

我希望寶寶有需要接受醫療檢查或處置時＿＿＿＿＿＿

- □我在場時才給予
- □在我們依附好之後
- □我的伴侶在場時才給予
- □包括自費新生兒篩檢項目
- □包括聽力檢查
- □施打疫苗

請不要給寶寶＿＿＿＿＿＿

- □維他命K
- □眼炎預防抗生素
- □糖水
- □配方奶
- □奶嘴

我希望寶寶第一次洗澡——

□我在場
□由我的伴侶來洗
□我的伴侶在場
□產後頭三天不洗澡
□由我來洗

我希望寶寶餵食——

□只有母乳
□定時
□只有配方奶
□泌乳顧問協助
□依寶寶需求

我希望親子同室——

□二十四小時
□只有要喝奶的時候
□白天
□我提出要求時
□只有我醒著的時候

我希望我的伴侶＿＿＿＿

□ 沒有探訪限制　　□ 在我房裡一起睡

生產後，若有需要請給我＿＿＿＿

□ 強效普拿疼　　□ 軟便劑

□ 強效止痛藥　　□ 緩瀉劑

生產後我希望停留在醫院的時間＿＿＿＿

□ 愈久愈好　　□ 愈短愈好

若寶寶醫療上有轉送其他單位的需要，我希望

□ 在我和／或我伴侶的陪伴下進新生兒加護病房或其他單位

□ 還是盡可能哺餵母乳（親餵或擠出）

□ 盡可能抱著他／她在一起

助產師才是接生專家

加入生育改革行動聯盟後我才知道，
走出台灣，
生產有各種樣貌。

從二〇一六年成立好孕工作室到二〇一八年成立好孕助產所，一路的建構過程中，二〇一六年的丹麥行給了我非常大的啟發。那一年，我與台北醫學大學醫學人文研究所施麗雯助理教授一起前往她的研究田野丹麥做訪談。

麗雯是生育改革行動聯盟的夥伴，她常對我說：「阿萍，有機會你一定要到丹麥看一看，你才會知道為什麼我一直覺得台灣女性值得更好的對待。」

生動盟的夥伴來自各行各業，有大學教授、記者、導演、助產師、醫師……大夥也做過不同國家助產師發展的比較。加入生動盟後我才知道，走出台灣，生產有各種樣貌。

在丹麥，助產師是一般低風險生產的接生主力，無論產家選擇醫院或居家當作生產場所，都有與之搭配、以產家為主體的完善照護方式。要是生產出現「異常」狀況，則直接啟動醫師與助產師的共同照護。

丹麥的助產學會有四百多年歷史，婦產科醫學會卻只有一百多年歷史，因此所有婦產科醫師在受訓時都謹守專業界限，「醫師介入低風險的生產，只會帶來災難。」接受訪談的丹麥婦產科醫師不斷強調。

丹麥數度成為世界上最快樂國家的榜首，參訪那一年也再度成為「世界最快樂的國家」。雖然這樣的結果來自於社會文化、經濟、制度許多面向的指標，但我總覺得，順勢且溫柔的生產方式，讓新生命與新家庭在愛的氛圍誕生，一定也有很大的助益。

第一家參訪的是 Nordsjællands 醫院的 Hillerød 分院。

帶我們參觀的 Hanne Brix Westergaard 醫師同時也是丹麥婦產科醫學會的副主席、歐洲婦產科醫學會的代表。不同於台灣婦產科醫學會的成員以男性為主，登入歐洲婦產科醫學會官網一查，馬上會發現女醫師多於男醫師的景象。

Westergaard 醫師告訴我，歐洲國家在生產照護邏輯與技術上與美國諸多不同。女醫學生的比例近十年顯著增加，二〇一六年已達八十％。醫院中的女醫師比例超過六成，婦產科醫師與助產師的人數比則是一比二。婦女在一般家醫科醫師（ＧＰ）確認懷孕之後，就會轉由助產師產檢與照顧，低風險孕婦整個孕期至生產都不會見到醫師。在所有醫院的產房裡，水池都是基本設備，雖然不一定每個產婦都在水中生產。

接著我們拜訪婦產科主任 Peter Hornnes 醫師。我向他詢問，醫院的會陰切開執行率僅約十％，是否因為助產師是生產的第一線？他回答：「會陰切開執行率下降是世界趨勢，與這個國家是不是廣用助產師無關。」聽到台灣的會陰切開執行率高於八十％，他非常訝異。Hornnes 醫師同時是ＦＩＧＯ（The International Federation of Gynecology and Obstetrics）成員，他對我說，建議台灣政府邀請ＦＩＧＯ專家去台灣演講，協助改善這種情況。

提到產科的照護，Hornnes 醫師說：「孕產照護，必須將懷孕視為『正常』的生理現象，但醫療從業人員必須有篩檢出『異常』，也就是『疾病』的能力。」針對醫師與助產師的共同照護：「當產婦由低風險轉變為高風險，呼叫產科醫師協助，責任就轉移了，但仍然是共同照顧產婦。」所有的剖腹個案都會在晨會中檢視開刀原因，團隊討論和明確的臨床指引則可以降低剖腹產率。

最讓我印象深刻的是，Hornnes 醫師說：「產科醫師是在資深助產師照顧下成長的。」職責是當助產師的後援、支持他們。他認為助產師是「守門員」（gate keeper），助產師的所有職責都受到專業嚴格的定義，協助所有婦女獲得健康。

我們也訪談了助產部主任 Birgit Plough，她同時也是丹麥首都區域助產師代表。Plough 主任與我們分享在丹麥成為助產師有多麼競爭，大學醫學系與助產系的錄取標準相當，且助產系學生畢業後的就業率幾乎百分百。由於一般大眾還是將醫院與安全畫上等號，所以助產師的執業場所仍以醫院為主，全國居家生產率約三到四％。「讓媽媽相信自己，孩子也會相信自己是有能力的。」則是助產師要協助產婦們達到的目標。

如今，年輕一代對於科技的相信與依賴是丹麥助產師面對的最大挑戰。雖然在丹麥的生產費用由國家全額給付，醫院的產前教育課程卻是產家自己付錢。產婦們接受產前教育不只是為了具備生產知識，也為了學習相信自己的身體。

有意思的是，丹麥生產場所的轉變年代與台灣相當接近。在一九七三年這個分水嶺之前，同樣是有問題的生產才會進醫院，和台灣一九七〇年代一樣。然而，丹麥與台灣最大的不同在於，助產這項專業並沒有隨著生產場所的轉移而消失。

一九八三年，丹麥有了新式助產師（newly trained midwife），助產師非常清楚什麼是「該做」與「不該做」，以及該轉介的時機，「不介入」（keep the hands off）更是他們相當重要的照護邏輯，因為一旦介入，就有可能剝奪婦女的自信，不可不慎。

我和麗雯參訪的第二家醫院是 Holbæk 醫院，由 Lone Krebs 醫師與助產主任 Anne Fabricius 帶領我們參觀。她們也提到，一九七三年丹麥的社會制度大幅改變，但助產專業並沒有改變。

丹麥由於是公醫制，婦產科醫師統統都在醫院工作，沒有婦產科醫師自己開診所，但助產師可以自行開業（助產所）。由助產師照顧婦女的生產是國家法律賦予的權利。

國家與各醫院都有完整的臨床指引（guideline）、專業的分工，每個人都知道該怎麼做。他們認為個人自主的時代已過，「team around women」，助產師與醫師組成團隊照護婦女的健康，團隊的品質非常重要。也因為有完善的臨床指引，產家並不需要生產計畫書，醫院必須符合國家規定的品質指標（quality indicator）。

「不需要競爭時，事情才會是原本應該有的樣貌。」Krebs 醫師深切地提醒我們，「最重要的是讓『正常』的事維持『正常』。」

Fabricius 主任提到，以往助產師與社區的關係緊密，現今隨著生產場所大部分進入醫院，孕期照護是以婦女為中心的個別化照顧，若助產師遇到問題，轉介其他專業是非常重要的。

另一方面，在丹麥，陰道產後六小時出院，剖腹產後兩天出院，所以助產師的照護也包括了產後訪視的部分。「讓產婦不覺得回家是孤獨的，產後的訪視非常重要。」Fabricius 主任說，「支持的力量可以讓產婦看見自己的能力。」從孕期到產後，在在都呈現了丹麥以婦女為中心的照護邏輯。

我們也訪談了獨立開業的助產師 Anne Mette Tonning。Tonning 原本在 Holbæk 醫院工作，因為喜歡助產師在提供居家生產服務時與產家更熟悉、更信任的關係，於是獨立開業。

在丹麥，居家生產是女性的基本權益，「女性可以自行選擇生產場所」是國家提供給婦女的基本保障。Tonning 提到了兩者花費的落差。醫院生產約兩萬兩千克朗（約台幣九萬九千多元），居家生產約一萬六千克朗（約台幣七萬兩千多元），對國家來說比較省錢。

少去了醫院的繁複文書作業，Tonning 認為居家助產師有更多時間專心照顧產婦。

提到「每個產婦產後都是充滿自信的」，我也看到了她身為助產師的自信與驕傲。

Rigshospitalet 醫院是我們參訪的第三間醫院，這是丹麥最大的醫院之一，也是哥本哈根最專業的醫院。

帶領我們參觀的 Jacob Lykke 醫師家裡剛剛迎接了第三個寶寶。他們的第一胎在醫院由助產師接生，第二胎請提供居家生產服務的助產師到家裡接生，第三胎則是在助產師的協助下，由 Lykke 醫師自己在家接生。

問他為什麼不從第一胎就自己接生，他回答：「低風險的陰道產不是產科醫師的專業啊！還是要讓專業的來。」

與前兩家醫院相同，Rigshospitalet 醫院每天晨會都先討論全部的產科個案。團隊合作是丹麥醫療進行的重要原則，這一行參訪的每家醫院工作人員都不斷提及這一點。Lykke 醫師就說，醫學中心的剖腹產率並不會比一般醫院高，「不是指派工作，而是團隊合作。醫學中心的照護目標是在更完善的醫療條件下，盡量達成陰道產的目標。」

經過丹麥之旅的洗禮，我更加確定自己要在台灣走一條不一樣的路，建立起穩定的醫師與助產師共同照護方式，架設助產師的舞台。

「正常發揮」的催產素

「自然的無痛生產」是有可能發生的，

端看是不是有能力解構現代生活方式造成的身體扭曲。

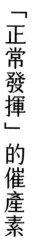

準備制定生產計畫書的範本時，我發現在助產師主導低風險生產的國家裡，生產計畫中針對「舒緩待產不適」的方法多彩多姿，除了大家第一個想到的硬膜外麻醉（減痛分娩）與呼吸技巧，針灸、冷療、熱療、冥想、按摩、催眠、芳療……統統可以納入生產計畫之中。而這些舒緩方式，無一不希望藉由非藥物的方法協助待產婦女放鬆，讓身體原始荷爾蒙得以發揮作用。

反觀台灣，這些都會以「缺乏醫療實證」為由，受拒於產房門外。中醫師們的照顧更是向來被框限為「產後調理」之流，孕程當中，無從介入。

這個發現與我讀科技與社會研究所時的反思不謀而合。那時有機會接觸到一些中醫研究，這才發現受西醫訓練的我一直以來有種「主流優勢」的自大，並沒有對稱看待中醫與西醫。一些順勢療法的研究則提醒了我，台灣對於治療的「權力」及握有這樣權力的人，有非常清楚嚴格的「劃界」。雖然這是關乎人命的事，原本就該嚴謹以對，但是否也因為這樣的「劃界」失去了不同領域的對話與交流機會，就此「畫地自限」了呢？

同樣地，李約瑟的《中國科學技術史》也讓我重新思考，我們一直將西方的科學與醫學知識、技術奉為圭臬，毫無疑問地採納，但這很可能是有問題的。

彷彿互相印證，二〇一五年去巴黎參加歐洲科學史年會時，在醫學史的部分，看著諸多西方學者鑽研漢學，用嚴謹的學術研究討論著「漢醫」、「陰陽五行」、「印度傳統醫療與更年期」……更讓我對於自己身在台灣卻陷於西醫的自大而萬分羞愧，感覺我們亟需深刻反思——追求現代化與全球化，並不必然要摒棄傳統。

「印度傳統醫療與更年期」那場討論尤其讓我印象深刻。

印度女性如何度過更年期呢？印度傳統的阿育吠陀並不把更年期視為缺乏女性荷爾

蒙、需要補充，而認為更年期是女性生命周期的第三期，是「正常」的生理過程，女性不用忙於生育，不受月經牽制，可以自在地展開自己的生活或含飴弄孫。

然而隨著全球化浪潮，在西方發展起來的更年期論述也席捲了印度女性。並不如西方生物醫療以缺乏荷爾蒙來框架女性更年期的阿育吠陀，依循西方脈絡製造出來的更年期阿育吠陀藥物「MENOSAN」，面臨了無法在西方國家上市的困境。

由這樣的案例來看生產，若將生產視為「正常」的生理過程，我們該如何去除西方醫學強加於生產的諸多介入？

生產在各個傳統文化中都有源自女性智慧與生活經驗的身體知識與接生技術。成立好孕之後，我決定以最開放的心，尋求將各種療癒方式納入生產準備的最大可能。除了與中醫師攸旻的合作，宏洲的顱薦放鬆、伊蓮娜的催眠、Ting的孕動……逐一加入。

當然，助產師的產前課程與陪產，從「建議」到「必備」，各項課程從小型團體課的推廣到一對一諮詢，就這麼一點一滴累積與建立起來。我們也在每次生產時與產家的互動中，逐步調整做法與技術細節。目標都是期待一個自然無痛無傷的生產，讓每一位母親經歷生產之後，了解自己的身體，相信自己。

為什麼我們如此在意身體原始荷爾蒙？

《Oxytocin, The Biological Guide to Motherhood》是好孕團隊二〇一八年讀書會選書，全書詳細討論了催產素於母職的生物作用。

比如大家向來各有爭執的「母性是否天生？」，若了解催產素繁複細緻的作用，我會說：「母性能否天生，必須建立在母親的原始生理荷爾蒙系統是受到保護、支持與促進的狀態，唯有如此，才能引動母嬰兩個身體環環相扣的生理機轉，達成母嬰一體的協同性。」

然而，現代的生活方式漸漸地破壞了這種平衡。這包括了以核心家庭為主的社會形態、孕產相關知識不再建立於親友經驗分享、轉向機構內的專家尋求協助等，大部分生產都進了醫院，產婦必須「孤獨地」面對陌生的人、事、物。再加上陰道生產當今已不是生出小孩的唯一路徑，就算決定陰道產，止痛和催生藥物也會大大干擾與影響催產素荷爾蒙系統的運作。

與此同時，影響催產素釋放的關鍵時刻——產後肌膚接觸——經常是諸多醫療介入的時間點，肌膚接觸的時間往往不足。在產後哺餵母乳並非每個家庭的選擇下，哺育與照顧者的轉移都有可能切斷整個荷爾蒙系統的運作。

上述這一切，產家們生產前是否都已充分了解資訊才做出選擇呢？若知道催產素系統的正常運作對於母親與嬰兒長期健康與家庭關係的影響，產家們會不會做出不一樣的決定？

曾有初診的孕婦問我：「順勢生產是不是不能用無痛？」我回答：「沒有醫療上需要使用的理由，我們不用。」她就再也沒有回來過。

以前當母嬰親善醫療院所認證委員時，踏入各級醫療院所婦產科常見大型海報上寫「本院提供高品質的生產服務，提供減痛分娩」，浮誇一點的直接寫「無痛分娩」，非常吸引人。沒人提及藥物減痛的風險。尤其是母嬰親善醫療院所，更應注意使用藥物減痛對於母乳哺育的風險。

每個人從小到大都不斷被洗腦「產痛是人生疼痛的最高級」，甚至有可能是親情勒索時最常被提出來講的一部分。曾有地方選舉候選人的政見是「提供所有產婦接受減痛分娩補助」，被支持者視為「暖男」、「好爸爸」、「提高生育率」政見。如果討論從「該不該用硬膜外注射藥物來減緩人生至痛：產痛」開始，那麼對不起，我們不在同一個起始點。

相信很多人都聽過「生產像解一坨大便」這類形容，什麼時候解便會疼痛呢？如果解便不會痛，那麼生產就不應該疼痛，頂多就是某種「屎在滾」所以不自主想用力的感覺呀？人生最暢快的事莫過「吃得進去，排得出來」，「自然的無痛生產」是有可能發生的，端看是不是有能力解構現代生活方式造成的身體扭曲罷了。

那麼，催產素到底有多神奇呢？研究顯示：

- 催產素可以藉由降低血壓與阻斷壓力荷爾蒙，讓人覺得平靜且改善情緒。
- 催產素可以減緩發炎反應，促進消化與生長相關的代謝功能。
- 無論女性或男性體內都有催產素，在社交互動時，催產素是個活躍的荷爾蒙。
- 催產素能帶來放鬆、無私與愛的感覺，知名產科醫師Michel Odent說：「無論我們如何探索愛的本質，催產素一定牽涉其中。」*

若將範圍縮小到生產，催產素分泌的過程會帶動人體自然分泌的嗎啡「腦內啡」（endorphins）的釋放，換言之，我們的身體已經自備了止痛藥；但需要藉由胎頭下降撐開產道的感覺，才能啟動與增強神經傳導，若使用藥物介入，形同阻斷了這個神經傳導，也阻斷了人體諸多「好好生產」的機制，有可能開啟一連串的惡性循環。

進入產程後卻生不出來最後只好剖腹——所謂的「吃全餐」——無疑是一般產婦最擔心害怕的情況。但我始終強調，除非有特殊狀況如前置胎盤，不然所有的剖腹產都應該是全餐才對。也就是說，所有的剖腹產都應該有醫學上的適應症。

回顧好孕團隊目前累積的、因產程遲滯而剖腹的「吃全餐」個案觀察，更是讓人驚嘆人體之奧妙！

由於催產素與腦內啡在剖腹後仍然持續分泌，催產素有很強的抗發炎作用，腦內啡則是最強止痛劑，加成起來的效果，再加上產前的身體已盡量由中醫師們的結構治療調到正位，好孕的剖腹個案都沒有使用術後疼痛控制藥物，單純只吃口服止痛藥。術後麻醉需平躺八小時的時間一過，不只能坐起來，還很快就可以下床，行走吃喝都沒問題。

曾有一位在澳洲醫院工作多年的澳洲籍先生，對於太太剖腹產後的狀況驚訝不已，他說在醫院工作多年，不曾看過術後恢復這麼快的個案。

近年由於台灣剖腹產術後肺栓塞的發生率逐漸上升，婦產科醫學會提出了術後盡快下床的呼籲。我想好孕助產所的產家都已減輕了這方面的風險，而這全是身體原始荷爾蒙系統「正常發揮」的成果。

然而，這些成果在選擇性剖腹產的身體上完全看不到，原因正是身體原始荷爾蒙系統未被啟動。當代生產高達八成以上減痛分娩的使用阻斷了這條路徑，也讓「吃全餐」

＊更多催產素請參考好孕工作室部落格

成了產婦最害怕的事。

可是，真的可以不這麼恐怖的。就算因為安全考量執行了剖腹產，讓產程自主啟動與運作的產婦——就像前述的好孕產家們——由於原始荷爾蒙只受到最小程度的中斷與干擾，依然可以獲得原始荷爾蒙正常生理運作的最大益處。

中西醫整合的孕產照護

只有想不到，沒有做不到。

在四季和安的第一個產婦茹是我的好友。第一胎，子宮有切除肌瘤的手術史。大部分醫師會因子宮有破裂的風險建議剖腹產，但經過產前詳細的討論與溝通，也因為產檢一切順利無併發症，我們決定先嘗試陰道生產。

產程啟動住院後，茹的產程停住了，產前沒有任何子癲前症的症狀，血壓卻在產程停住之後節節高升。若血壓無法降下來，轉大醫院生產勢在必行，一旦轉院，想必會使用降壓藥與硫酸鎂。硫酸鎂會讓子宮放鬆，又得加幫助收縮的催生藥，由於開過刀的子宮使用催生藥是禁忌症，直接剖腹的機率非常大。

糾結了一陣之後，我向中醫師攸旻求救。攸旻醫師了解產程變化與高血壓的情況之後，要我帶幾顆「夠硬」的咖啡豆。因為茹怕針灸，我們想以穴道按摩的方式，試試看能否讓血壓降下來，同時也讓產程恢復進展。我還記得那天帶的是淺焙水洗的哥斯大黎加。

茹在產檢時的血壓沒有高過，也沒有蛋白尿，所以我確定她的狀況並不是子癲前症，就是單純的血壓高。她在入院那天凌晨到診所檢查一次後，因為子宮頸未開被「退貨」，信心大傷，在家裡難過。隔天我要她夜裡不論開幾指都住院，以免在家胡思亂想。

產科教科書上寫道，很多產婦在家裡收縮得很好，進到醫院卻不收縮了，就是因為醫院對產婦來說是讓人緊張的陌生環境，住院熟悉環境之後就會開始恢復收縮。

但是茹除了緊張，也向我坦承她抗拒與害怕孩子出生的那一刻，原因她自己也說不上來。我猜想是害怕與擔心的複雜情緒，讓她的血壓開始飆高。

診所的同事們紛紛不安起來，明說暗示我轉院的都有。雖然我也很忐忑，但想再繼續觀察一段時間。

攸旻醫師在門診結束後提著一包工具來到待產房間，先在耳朵的穴道貼了幾個針灸貼，然後把我帶來的咖啡豆貼上幾個穴道，我、茹的先生老黃和攸旻醫師三人分工，以有韻律的方式按摩穴道。

沒多久，茹的臉色紅潤了起來，很快進入一小段深沉睡眠。無比驚喜的我非常有信心地想著血壓會因此降下來，因為看起來催產素開始恢復並發揮效用了！

一段時間後，我請護理師進來量血壓，真的降到近乎正常。雖然產程未如預期般在血壓下降後迅速進展，但茹的臉色和精神愈來愈好，和入院時「青恂恂」完全不同。

眼見她的精神狀況佳，血壓也近乎正常，產程卻慢得很（常常十分鐘收縮不到兩次），雖然是禁忌症，但我想用最低劑量的催生藥試試，一有進展就停藥。我向夫妻倆解釋了前因後果，他們也答應這樣的處置。

用藥一段時間後，我第一次內診（之前都是同事內診），發現子宮頸前緣一塊厚厚的一直上不去。由於產程最後常有子宮頸前葉卡住的情形，稍早同事內診後說還有一塊未展開時，我並不以為意。直到自己內診才發現硬度不同，想想應該是開刀切除肌瘤時的疤痕組織開展不了，產程才會慢了下來。

催生藥讓子宮收縮開始變密變強，我順著收縮一邊教茹用力，一邊順勢把那塊疤痕組織推上去，希望能讓寶寶的頭降下來。試了兩三次後果然成功，胎頭下降，寶寶一下子就到了陰道口。我太輕忽十多年前肌瘤開刀疤痕組織的堅韌了。

後面的產程進展非常順利，我鑽研體悟減少外陰部撕裂傷的方法也順利奏效，只有陰道出口一小道裂傷，不用縫合。在催產素的作用下，茹明明待產了三天，理當已經累壞，卻在寶寶出生後三小時還在HIGH，精神好到睡不著。

沒想到在新診所的第一次接生就這麼刺激豐富，也隨之開啟了我與中醫師共同照顧孕產婦的嶄新一頁。

當時攸旻醫師上班的中醫診所與四季和安只有幾間店面之隔，我們有一個診是同一個時段，孕婦們都會同時掛兩位陳醫師的號。

這兩年與中醫師林兩傳老師合作之後，對身體有更深入的了解，回顧茹的個案，這才頓悟當時的情況應該是開過刀的疤痕與下降的胎頭形成了雙重壓迫，在子宮收縮時限制了胎盤循環灌流的順暢。胎兒為了自保避免缺氧，因此釋放出暫停產程進展的荷爾蒙，與此同時母體也提高血壓，以增加胎盤的血液灌流。

我們的穴道按摩改變了身體的結構網絡，增加了血液灌流，讓血壓降了下來，而我在內診時扯開疤痕的臨門一腳，更是逆勢翻轉了產程。

母嬰的訊息交換，何其細緻！

第四章

結構治療婦產分部，啟動！

身體結構對了，就全都對了

身體面對生產，原本就有環環相扣的能力，
當代的我們，是如何失去了這些能力？

美國助產師 Ina May Gaskin 在著作《Ina May's Guide to Childbirth》中分享了她經營生產中心三十年的經驗，以女性為照護中心，協助女性回到傳統自然的生產方式，尋回女性自主的力量。

產科醫師對肩難產的處置「all-fours maneuver」（也稱為 The Gaskin maneuver）就是 Gaskin 引進美國的，是一種源於中美洲產婆的傳統接生技術。「The Farm」則是她與先生一手建立，由助產師主導的生產中心，也是美國第一家醫院體制外的生產中心。在「The

Farm」裡，經由產前各方面的醞釀，自然無傷無痛的生產並非不可能，而是常態。

做順勢生產以來，好孕團隊結合各種產前照護，同樣把「自然無傷無痛」的生產當作目標。我一直想探索這些在產科教科書上不曾出現的知識、技術與身體觀，實現自然無傷無痛的生產。最高紀錄是第一胎開到八公分都不覺得痛，還坐在病床上改學生作業。

第一次聽聞林兩傳中醫師，是胡元正學長（我的精品咖啡啟蒙者）幾年前膝蓋不舒服，接受他的治療後，在臉書上分享林醫師的文章，讓我滿是佩服。

二〇一九年初，一位神經科學姊轉給我林醫師陪學生生產的兩則貼文，學生待產的過程中，經由林醫師的手法調整，子宮收縮時竟然可以不痛。

・無痛分娩

算成功一半吧！

真的可以用手法讓子宮收縮不痛，陪了產婦一天，將痛時調一下就可以幾乎完全不痛。看見摸到收縮的子宮，就是可以沒有痛。剛剛接生醫生也說了，她陣痛時都沒有痛，直到會陰打麻醉針才痛。

但是因為不知道催產素分泌的回饋機制，所以手法調了，子宮收縮力道就大減。明明持續規律的收縮，調了以後，宮縮圖的峰波就平了。

後來發現要由薦椎後面挪筋膜，才比較不會干擾子宮收縮，恥骨上只能控制胎兒方向，不能挪動子宮。

痛是子宮前腹部筋膜受牽扯來的，痠是腰薦區筋膜張力來的。

手法無痛分娩，我想還是要解決會紓緩子宮收縮強度的問題，後來還是打了催生針才順利生產。但是即使打催生針，收縮頻率大增，一樣可以調到沒什麼痛。不過為了讓胎兒下來快一點，產檯上時就讓產婦維持中小痛。

這種調整腹部腰薦筋膜的手法，用來安胎我想應該極為有效。

——林雨傳

・無痛分娩續集

那一天產婦打了催生針，子宮有了規律收縮，開始有點痛，於是我調了一下腹部，立刻又不痛了，但是規律的宮縮也不見了。

我很好奇催產素是透過什麼機制分泌的，我指的是一開始啟動生產的機制是什麼，如果知道這個，我想就有辦法用手刺激催產素的分泌，而不只是刺激乳頭而已。

還有子宮上催產素的受體啟動後，子宮肌肉收縮的方式，為什麼我的手可以阻斷這種作用？

前幾天去買了一本厚厚的產科學，希望有空看完後，能找到一些答案。

——林雨傳

學姊不但與我分享林醫師陪產的經驗，還鼓勵我和他聯絡。我趕緊到臉書貼文留言區留言，與林醫師討論起子宮收縮的機轉。林醫師說：「我比較有空，過一陣子聯絡，看看是否可以拜訪你。」幾天後，他就出現在好孕助產所了。

見面那天，林醫師和我熱烈討論著生產與身體的知識。討論到胎位不正的原因時，他覺得「就結構來說，沒有調不正的胎位」，而我剛好有一個產檢時胎位不正的孕婦已經足月，立刻聯絡她，問她是否願意讓林醫師調看看。

剛好有空的她即刻出發到好孕，卻讓林醫師踢了鐵板，怎麼調寶寶就是不動如山。我們約了一周後若還沒生，再讓老師調整一次，也說好了讓林醫師參與她的生產。這天同時，林醫師答允收我當徒弟，我開始稱呼林醫師為老師！

然而，啟動我和兩傳老師於生產時的合作，其實是幾天後的另一個個案，一次困難生產。

接生待命的關係，助產師嘉黛無法回屏東過年，身為助產所老闆，我邀她一起吃年夜飯，還約了一個人在台灣過年的馬來西亞籍研究所學長與小妹，剛好湊一桌四方。

除夕兩天前的早晨，嘉黛說筱恬已經有收縮了，剛從傳統市場買菜回來的我靈機一動，要嘉黛問筱恬若除夕才規則宮縮，要不要改變生產計畫，在助產所一起生產、一起吃年夜飯，我來煮。

沒想到真的一起吃了年夜飯，只不過是在醫院而不是助產所，我的年夜飯是兩傳老師去便利商店買的飯糰，與產家沒空吃放到涼掉的摩斯薯條一包。

除夕那天凌晨，筱恬因規則宮縮入院待產，嘉黛也在不久後到醫院陪產。帶著隨時起床衝接生的準備入睡，卻睡到七點多自然醒。問嘉黛產程進產如何，「八公分，負一，八十%」，嘉黛回訊。心想雖然產程慢了些，應該最慢中午就生了吧，大家還是可以聚在一起吃年夜飯。

進醫院內診後發現不妙，寶寶的頭是OT（面朝母親側面，不利於胎頭下降），或許需要一些協助。

助產師可藉由一些體位技巧幫助子宮內的胎兒轉位。我們請筱恬左側趴臥，希望能讓寶寶轉成ＯＡ（面朝母親後面，也是正確的胎兒姿勢）。可是因為胎頭不對稱的壓迫，筱恬已經開始出現疼痛與不適。一段時間之後，胎頭轉成ＯＡ了，子宮頸也接近全開，但就是無法全開。

我向兩傳老師求救，原本不好意思讓他犧牲與家人過年度假的時間，但老師很熱心地說，只要產婦願意他就來幫忙，就請老師出動了。也因為我們合作調整的第一個孕婦還沒生，老師一直處於待命中，才促成了這次除夕守歲生產。

老師一上醫院二樓就聽到生產室傳來的呻吟。「唉喲！哪會唉甲按呢！」老師這麼說，其實筱恬的呻吟已經算秀氣了。

一次收縮過後，老師開始調整筱恬的身體結構。造成胎頭橫位是因為母體結構上的不對稱，老師用手法一一解開筱恬身體結構上的扭轉，很快地，收縮時不痛了。孕期最後幾周出現的水腫也消失不見，皮膚恢復了原本的彈性，不再充滿張力。

我們專注於每一次收縮時的身體變化，再隨著身體變化一一調整，放鬆身體任何的扭轉與不對稱，希望寶寶可以順利出生。

沒想到一個時辰又一個時辰過去，雖然下午三點子宮頸就已全開，寶寶卻還是無法順利出來。要說符合產程遲滯的診斷標準，早已符合，其實是可以剖腹產了。整個過程裡，寶寶的心跳一直很穩定，產程也有進展，只是非常非常慢。

在老師調整筱恬的身體之後，寶寶的頭開始「塑型」（molding），準備用最小的直徑通過產道，也開始出現產瘤（caput succedaneum）。我對筱恬的先生Dannes說，等下寶寶出生時頭上會有一個包而且很長，不要緊張，大約兩、三天就會恢復原狀，不然無法通過狹長的陰道。

產婦的恥骨聯合下端開展不了，其實是許多產程無法進展的主因。現代人因為工作久坐與姿勢不良的關係，造成恥骨下端的沾黏，反映在產程變化上，前段子宮頸順利開展，但是胎頭在子宮頸接近全開或是全開之後，卻遲遲無法下降。有些產婦是平時鍛鍊過了頭，太堅韌的骨盆底肌與筋膜韌帶結構缺乏彈性，在胎頭下降的過程中無法放鬆，因而限制了胎頭的下降。

過往的我總覺得這類問題通常要到生產時才能發現，也完全無解，只能剖腹，苦於沒有產前評估診斷的方法。看著老師竟然只需要一個調整手法就讓恥骨聯合鬆了開來，真的讓我的眼睛都亮了起來，高興得想唱歌。

那幾個小時內，老師藉由我內診時的發現不斷幫筱恬調整身體結構，嘉黛則協助變化不同的生產姿勢，總算讓寶寶的頭來到陰道口，卻一直無法進展到著冠。好不容易，頭似乎卡住了，胎心音竟開始減速，只好火速移至產房拉真空吸引，盡快讓寶寶出來。

臍帶繞頸一圈，果然！胎盤生下來後也並非一般的圓形或橢圓形，有點不規則。

這些發現，呼應了之前我和老師討論到的，胎兒（包括胎盤與臍帶）是順著母體提供的環境而生長。還好寶寶的臍帶夠長，才會直到最後因為準備著冠勒緊了，心跳才開始掉。也因為這樣，收縮與收縮之間，胎頭又會回到好高的位置。

這如果是一個用了催生藥的生產，早就因為胎兒窘迫而剖腹了。藥物製造的收縮無法觀察到這些細節，也無法讓寶寶有空間與時間恢復。

兩傳老師結束任務回家之前，交代我根本不需要揉子宮，產後若腹部筋膜肌肉系統是平整無張力的，子宮自然會有很好的收縮。我接生的產婦因為延遲斷臍與即刻肌膚接觸的關係，大部分的順產個案在產後都不用注射子宮收縮劑，也不需要任何口服藥物。經過老師調整後的身體，有最自然有力均等的收縮，更是什麼事都不用做，什麼藥物都不用給。

產後隔天巡診，筱恬的孕期水腫在老師調整後就消了沒再犯。一般來說這種程度的水腫，產後至少得花上一、兩個禮拜才會慢慢消退。會陰因為長時間胎頭卡住的水腫也已經消得差不多。真的是結構對了，一切就都對了。

女性的身體面對生產原本就有環環相扣的能力，當代的我們，是如何失去這些能力的？

兩傳老師說：「接生的技術，遺失太多了，如何促進子宮收縮的頻率和力道，這一次還是沒有弄清楚。但是只要筋膜系統沒有扭曲旋轉的張力，生產是可以沒有痛的。妊娠中的很多症狀，其實可以透過結構調整而改善。」

從筱恬除夕夜長達八個小時的接生，我和兩傳老師開始了結構治療於產科的探索。

阿萍醫師寫得落落長，我總結一下我做了什麼事。

第一，沒吃成年夜飯，晚上七點吃了全家便利商店一個奶酥麵包和一小盒牛奶。晚上十一點半，吃了統一超商一個茶葉蛋，一個菠蘿麵包，還有家裡的小半杯豆漿。

其次，到了產房，阿萍醫師跟我說胎位不正，右邊大腿痛，我就調了兩隻腳、兩隻手、右邊肋骨，讓整個腹部的結構系統轉正，後面背溝對上臀溝，胎位就正了，孕婦的宮縮痛也少了很多。把腳踝解開、大小腿肌肉系統轉正，鼠蹊部調鬆開來，腳的水腫就消了。

再來每次宮縮的時候，阿萍醫師手放在產道內檢測宮縮時結構的變化，告訴我哪裡緊，哪個方向的筋膜沒有動，我就在身體其他地方尋找張力的來源，調開該處，讓宮縮能夠順利進行。雖然宮縮順利，胎兒還是以非常緩慢的速度前進著。

最後看到胎兒的頭了，也出來產道外一點點，但是胎兒心跳有下降的趨勢，阿萍醫師就推產婦進開刀房了。沒有看見胎兒出來的瞬間，就像沒有踢到那臨門一腳，雖然終究沒有開刀，總是留有無限遺憾。

心得就是，接生的技術，遺失太多了，如何促進子宮收縮的頻率和力道，這一次還是沒有弄清楚。但是只要筋膜系統沒有扭曲旋轉的張力，生產是可以沒有痛的。妊娠中的很多症狀，其實可以透過結構調整而改善。

——林兩傳

林氏結構治療：概論篇

文／林雨傳

對於所有的疾病或症狀，現代醫學認為都應該有一個清楚的病因，像是骨折了、韌帶斷掉、被細菌病毒感染、甲狀腺功能低下、血糖過高、尿素氮過高之類。有了清楚的病因，治療上才有明確依歸。這種要求清楚的病因，在影像上或實驗室的生化檢查上，有清楚的異常，不會有因人而異的判讀結果，一切都是遵循著科學規範而來。

但是，現代醫學對於人體的理解其實是有限的，所以很多疾病沒有辦法得到真正的治療，更有些介於疾病與非疾病之間的生理功能障礙，基本上可說是束手無策。

由於要求精準的診斷及精準的治療，對於沒有明確證據的問題，都不承認其醫療上及實質上的價值。導致在現今醫學系統以外的醫療旁支，如自然療法中的順勢療法、芳香療法、能量療法、結構療法，甚至是傳統的中醫，都沒有給予應有的尊重及平等的對話空間。

但在中國傳統的觀念裡，疾病的發生是因為身體存在某些失衡、失調，然後才出現所謂疾病的症狀。不只內分泌、代謝這一類，包括外來的感染，都是因為自己身體的機能出了問題，所以才會被感染。

因此，中國非常重視所謂養生、練功之類的學問，認為我們應該在疾病發生之前就把身體訓練好、調養好，疾病就不會發生，甚至疾病也應該用這樣的方式來去除，用整體生理機能的提升來消除疾病，而不是看見什麼問題就去處理那個問題。

知名太極拳大師鄭曼青自述年輕時得過肺癆，後來練太極拳練好了。為什麼練太極拳或一些中國傳統的養生功法可以治療疾病呢？我想關鍵就在於練功改變的身體結構不只是宏觀結構，還有微觀結構。

疾病與結構

一、宏觀結構與疾病

宏觀結構的問題，主要指的是筋骨結構的錯亂。

筋骨結構錯亂造成的第一個困擾是疼痛。人在活動時，局部筋膜系統的張力增加了，有關疼痛的本體接受器受到誘發，疼痛就產生了，這種疼痛常常和發炎沒有什麼關係。

結構錯亂的第二個困擾常是體態的變形與肥胖。筋膜系統因為變形轉折了，中間出現空隙，身體就用脂肪組織去填補，以此維持系統的張力。

我們身體的內臟都透過筋膜系統掛在骨架上，要是筋骨結構錯亂，就會影響附著在內臟上的筋膜系統的張力，使得內臟發生扭曲，影響功能。

舉例來說，心臟的冠狀動脈血流量、瓣膜的脫垂、心軸的偏轉，都和胸廓的結構有關；胃酸逆流就與橫膈膜的張力有關；女性的痛經、非感染引起的頻尿漏尿、脹氣和便祕，都與骨盤結構有關；失眠、頭痛、眩暈以及很容易暈車的狀況，大多與頸椎排列走向和脖子的肌肉張力有關，甚至局部的皮膚溼疹，都是由局部的筋骨結構張力改變而牽扯皮膚來的。

二、微觀結構與疾病

宏觀結構改變以後，微觀結構張力也會跟著改變，細胞間的排列、細胞間的流動、神經末梢的興奮度，統統都會跟著改變，這些改變如果牽涉到內分泌腺體，有時會使它增生，有時會使它分泌不足。

增生最常見的是甲狀腺，甲狀腺有良性結節的人，脖子前方的筋膜系統張力都很大。乳房纖維囊腫也是這樣來的。

而影響內分泌腺分泌荷爾蒙的最典型例子就是女性懷孕時，壓迫到胰臟就會有妊娠糖尿病，壓迫到腎臟就會高血壓。

如果牽扯到呼吸道，影響到呼吸道最內層黏膜的張力，黏膜上的接受器被改變了，敏感度也隨之改變，變得很容易興奮，諸如過敏性鼻炎、氣喘，就是這樣來的。

因骨盆歪斜而影響包裹子宮的筋膜系統張力，子宮的不同層次受到牽扯，則會產生子宮肌瘤或肌腺瘤。如果是子宮外的筋膜系統皺摺，子宮內膜有生長的空間，就會產生子宮內膜異位。

更嚴重的是，因為全身筋膜系統張力增加，微循環降低，使身體的自我調控系統認為身體處在危險狀態，免疫系統因而啟動，一旦過度亢進，就會發生自體免疫疾病，像是紅斑性狼瘡、僵直性脊椎炎，甚至一些乾癬，都有這些因素存在。

三、結構產生變化的原因

第一個因素是外傷或手術的後遺症。受傷或手術以後，受損的組織會纖維化，在整個筋膜系統裡阻礙不同層次筋膜的相對滑移，造成系統張力的改變。

第二個因素是身體的不當使用。當身體的兩側肌肉沒有對稱收縮時，身體的結構就會產生歪斜、旋轉。由於肌肉處於無法放鬆還原的狀態，因而牽引了筋膜系統的失衡。

第三個因素是生產造成的傷害。生產時，醫生或護士經常從產婦的上腹往下擠壓胎兒，希望能讓胎兒快點生出來，減少陣痛對產婦的折磨，但這種擠壓常常造成胎兒的骨盆變形或脊柱張力改變，對小孩的生長有極大的影響。

第四個因素是精神壓力。人處在壓力情境時，肩膀會不自覺地上提，背部繃緊，如果是坐著，腳會不自覺地內收曲屈，長久下來，身體的軸線會因為這些肌肉的長期收縮而變形。此外，人處在長期壓力下，胃腸道的蠕動會異常，消化道內因為腸子的蠕動異常，會累積氣體，造成脹氣，也會增加腹腔內的體積，造成身體前後軸的改變。

結構還原的方式

一、系統的還原

立體結構網絡是一個綿密、完整、環環相扣、無處不到的網，這個網有緩衝空間，卻沒有什麼可伸縮的彈性，身體的所有組織都包裹在這個網裡面，牽一髮動全身，任何一個環節張力的改變都會影響到全身。因此，結構的還原是整個系統一起還原，而不是將個別的單位一個一個重新排好。

整個立體結構網絡就像一張網，治療是牽引著網，使裡面的內容物重新還原歸位，裡面個別內容物的挪動，想調整一條肌肉的張力，調整一個關節的位置，都會打亂整個系統原本內在的平衡，各個單位的對位，對於整個系統來說，未必是對的。

二、三個軸線

身體的變化要還原，要依著身體產生變化的系統去還原。身體發生改變是依著三個軸線而發生變化的：橫軸、縱軸、前後軸。

橫軸主要是調整慣用手和非慣用手之間肌肉張力的不均等，這種不均等會造成肩胛骨的歪斜、肋骨的扭曲、胸椎頸椎的旋轉。

縱軸主要是調整兩隻腳上來到骨盆到下段肋骨之間的連貫。很少人的兩隻腳是對稱的、足弓是完整沒有變形的，這種情況由下而上的中線就會產生順時鐘或逆時鐘的旋轉，骨盤及下段肋骨也會跟著旋轉，身體就處在扭曲的狀態。

前後軸主要是指軀幹前後的張力對稱性。會造成前後軸變化的主因是尾椎出生或年幼時的傷害，以及因為情緒、飲食而來的腹部張力增加，腹腔體積擴大，造成了結構改變。

三、導引式的還原

所有的錯位都只是該組織在軸線上的某種旋轉，只要知道肌肉或骨頭旋轉回去的方向及角度，一個系統是可以一起回去的。

但是，系統的張力，相鄰的組織之間雖然是連貫的，不同層次及不同遠近的筋膜張力還是有漸層似的變化，得在相同的張力層下才有辦法一次調開。

因此，調整必須分成皮、筋、骨來調。皮連線是藉皮膚的滑移解開肌肉系統的張力；筋連線主要是讓跨過關節的兩組肌肉系統張力協調一致；骨連線主要是讓最深層的肌腱韌帶還原回原有的張力。皮連線解完才能解筋連線，筋連線解完才能解骨連線。

四、終端筋膜與跨關節的連結

一般傷科或結構治療手法沒有辦法徹底改善或有很長期的療效，主要在兩件事情沒有完成。

第一件是終端筋膜沒有解開，立體結構網絡的最終端鎖在十根手指和十個腳趾上，整個系統旋轉，終端筋膜也是旋轉著的，如果沒有把終端筋膜解開，系統無法還原。

第二件是跨關節的連結沒有真正完成，跨過一個關節通常有伸肌、屈肌各兩組肌肉，而這兩組肌肉收縮旋轉的方向不會一樣，因此在肌腱和骨頭附著的地方，為了防止結構真正滑移、撕裂、變形，通常會有一些纖維組織的增生來固定結構，而這些增生的纖維組織往往變成結構還原的障礙。

這些跨關節連結中的增生，必須要把皮連線和筋連線徹底解開，必須關節上骨頭的屈伸開合沒有阻力，才能夠真正的解開還原。一般直接調整骨頭的手法，骨頭沒有辦法定位，主要因素在此。

五、手法、針法與運動訓練

還原結構時，可以用手法，讓皮、筋、骨連線依次第還原。這種還原是在病人完全不出力，肌肉完全不收縮的情況下操作。

也可以在操作中，讓病人在系統連貫完整的情況下主動收縮，這種方式可以分開不同層次間肌肉的黏連，也可以讓跨關節的肌肉比較精準的對位。

明白皮、筋、骨還原的次第，你可以用針刺讓身體不同層次的組織感受張力，進行調整。只要把還原的旋轉解開，讓張力連貫，針法和手法的還原其實是一樣的。

如果醫者知道病人身體結構上，三個軸線錯亂的因果，就可以設計一些運動，讓病人在對的立足點上，使結構因使用而重新排列、重組。

林氏結構治療：生產篇

文／林雨傳

參加好孕助產所關於順勢生產的課程，由陳鈺萍醫師主講，對我來說，簡直是上了一堂當兵時的震撼教育，才了解原來我們的產科體系裡存在著這麼多問題。

從前我會告訴準備懷孕生小孩的朋友說，生小孩一定要到大醫院去生，因為產程當中有太多的不可預期，萬一發生什麼樣的事，小診所裡人力、設備不足，急救會來不及。最近參與了幾次接生，才明白原來生產並不是那樣可怕。

「順勢生產」一個很重要的概念是，生產並不是生病，產婦在醫院裡面不應該像病人一樣的被對待。生產是一件自然而然的事，為什麼不能像看場電影，吃頓大餐那樣歡喜愉快地進行，非得在醫院裡被綑著胎音監測器，在冰冷的病房裡待產，只有不知所措的先生獨自陪伴，然後在令人感到畏懼的婦科檢查檯上生產？

陣痛與生產的風險

選擇在家裡生產，而不在醫院，首先要面對的就是不可知的風險。風險中，最主要的就是大出血和羊水栓塞，我認為這並非不可預期，應該要從不正常的胎位和生產的陣痛談起。

從一位朋友那裡聽到，他們有辦法使生產沒有什麼痛，就像解一坨硬大便一般。這讓我非常驚訝，因為教科書裡將生產的痛定義為最高級，與大面積燒傷和截肢屬於同一級。

但是，當我仔細反省針對疼痛的治療經驗，我覺得是有可能的。

就身體的設定而言，疼痛的覺受基本上是某種警戒系統，疼痛的本體受器就是一種張力感受器，疼痛之所以產生，是因為組織裡面張力改變，痛覺的受器超過閾值被誘發，所以產生了痛覺，使大腦感覺生命安全受到威脅。

一般認為，疼痛是因為發炎，發炎就一定會疼痛，事實上未必如此。我曾經治療過急性上呼吸道感染患者，咽喉發炎非常的痛，我將喉嚨的筋膜張力挪平，疼痛當場就消失了，只剩下一點腫脹感。我也治療過癌症化療後的甲溝炎患者，還在化膿的組織，我把局部的筋膜攤平，膿還在，但局部組織連輕度按壓都不會痛。

發炎之所以引起疼痛，是因為一些引起發炎的物質導致局部水腫，張力增加，因而引起疼痛，只要把張力解消，仍然是可以不痛的。所謂的張力解消，是指相連的組織中沒有明顯的張力落差，組織與組織間沒有張力的斷層，微細筋膜沒有轉折扭曲的力量，就不會痛。

同樣道理，產痛也是如此。在子宮收縮的過程中，如果子宮與腹壁之間的筋膜沒有產生皺摺，組織中間沒有張力的落差、轉折，應該可以不痛。後來我試著做產科醫師的助手，幫忙調整產婦的筋膜系統，真的可以讓子宮收縮時完全不痛。

產程中，想要子宮正常收縮卻沒有陣痛感，必須在子宮收縮的時候，子宮外面的筋膜系統沒有產生皺褶，所以在生產前就要把身體的結構調整好，臨產了再處理有點來不及。

要做到產程沒有痛，身體的調整要做到下面所說的條件：

手指、腳趾一定要解開，手腕、腳踝不可以有轉折的力量。腹內外斜肌處不可以有稜線，恥骨聯合上緣不可以有肌肉的皺褶。鼠蹊處的內收肌群不可以有左右不均等的張力，鵝足（縫匠肌、半腱肌、半膜肌、股薄肌的共同止點，膝蓋內下）一定要平整摸不到凸起。

在生產的過程中，痛經常是因為肚子前面的筋膜有皺摺，瘻則是因為腸薦（骶骼）關節和腰椎之間有張力所致。

生產的風險評估

上面所說需要調整好的身體狀況，其實就是身體的三個軸線（縱軸、橫軸、前後軸）必須先處理好，使子宮外面的結構不會影響子宮的收縮。如果外面的結構狀況不良，子宮收縮時會受到外面結構的牽扯，就會發生疼痛，同時也是發生產程意外的主因。

像是產後大出血、子宮翻出，都是因為子宮外面的結構不良，影響子宮收縮所致，胎盤剝離以後傷口無法止血亦然。尤其是羊水栓塞，也是因為子宮有了傷口，羊水才會進入循環系統裡面。

換言之，對身體調整的評估並不完全是為了生產時的無痛，更重要的是為了保護產婦。

胎位不正

胎兒在臨盆前會將自己的位置擺成頭下腳上，這是因為腳需要比較多的活動空間，媽媽肚子上方空間大。

如果胎位不對，是媽媽肚子的結構不對，使得子宮內的空間不對，胎兒因此無法出現在對的位置上。

依我調整胎位不正的經驗，如果媽媽的結構可以好好改變，寶寶在媽媽子宮內的位置是可以自己調整回正的。換言之，主要是調整媽媽的結構，而不是去轉動胎兒。中醫治療胎位不正會灸至陰穴，其實也是在改變整個筋骨結構的張力。

剖腹產後的陰道產

自然生產對母親和胎兒都比較好，有些媽媽第一胎剖腹產後，第二胎想要自然產，婦產科醫師常常不贊同，因為會面臨子宮破裂的危險，我想這同樣是因為不知道如何評估風險而來。

承襲前述結構想法，子宮會破裂是因為子宮上一次開刀的傷口和體壁黏連了，子宮在收縮過程中被體壁的疤痕扯住，才會造成破裂。如果解開體壁和子宮之間的疤痕黏連，第二胎要自然產是沒有什麼風險的。

至於檢查的辦法，就是在體壁上搖動、拉扯疤痕組織。疤痕組織如果可以自在移動，沒有和下方的結構黏在一起，子宮收縮時就不會被體壁牽扯著了。

妊娠高血壓、糖尿病、蛋白尿、水腫

這四種症狀都是懷孕一段時間後才會出現，生產完後又慢慢消失。有的產婦不會有的會，應該也和結構有關。

血壓會高，一定是身體某些地方缺血回饋造成的。子宮慢慢變大，占據了整個筋膜原有系統的空間，使得整個系統張力增加，再加上脊椎的前後曲度也增加，因此主動脈搏出的動能就會受到某種程度的抑制。如果抑制的程度過大，會造成某些內臟或肢體末梢的缺血，這時血壓就會上升，以保證組織有足夠的供血量。

可以請高血壓孕婦坐著，推動她的背來檢查脊椎的可動性。如果脊椎的可動性很不好，表示內在的筋膜張力也很大，就中醫的脈象來說，脈的底部會有搏動不起來的感覺。

如果是壓到內臟，引起內臟供血不足，則會出現相應的症狀。如果壓到胰臟，會出現消化不良脹氣的現象，可能還會伴隨著血糖過高。如果壓迫到腎臟，則會出現蛋白尿及全身性水腫。如果只是壓迫到鼠蹊兩側的股動脈，則只會有水腫而不會有蛋白尿的現象。

這些內臟的壓迫，可以從脈象上局部相應的變化得知，也可以做局部觸診，從整個筋膜系統的可動性檢查。

產程中對胎兒的推擠、吸引

過往認為生產對媽媽是種折磨，為了使寶寶快點出來，通常會用以下幾種辦法加快產程，比如注射催生針、從媽媽肚子推擠、從陰道吸引、剪開會陰。

生產應該是一種媽媽和寶寶之間的互動，生產是由寶寶啟動的，寶寶告訴媽媽他要出來了，當媽媽身體得到訊息，身體也準備好了，子宮開始收縮。在生產的過程中，媽媽子宮一陣一陣的收縮，推擠著寶寶向前，對寶寶而言就像是來自媽媽的愛撫按摩。如果為了使寶寶快點出來，在媽媽的肚子上方用力往下推擠寶寶，或在寶寶頭部用力吸引，對寶寶來說都是很驚恐的。寶寶生命中的第一個經驗就如此恐怖，不知道對寶寶的心理和心靈會留下怎樣的傷害。

順勢生產就是尊重媽媽和寶寶之間的互動，生產中應該有的一切安全措施，其實基因裡都已經設定了。舊社會時代的自然陣痛都發生在晚上，正是因為那時才有足夠的人手幫忙。

推擠和真空吸引寶寶造成的傷害，不只是心靈上的而已。從寶寶的屁股往下推擠會造成骨盆和脊椎之間的結構問題，很可能和寶寶的自閉、過動有關，因為小孩的自閉或過動，很明顯與顱骨的結構有關，而顱骨的結構異常，是被脊柱前後的筋膜系統所牽引造成的。

剪會陰

一般產科醫生會在寶寶即將出來時剪開會陰，這有兩個目的，一是加快產程，二是防止會陰的撕裂延伸到肛門或直腸。

這其實同樣是對身體結構的變化理解不足。環繞陰道口的肌肉是洋蔥般包裹的同心圓排列，生產時如果有足夠的等待，讓恥骨聯合附近的肌肉筋膜有足夠的鬆解，整個環陰道口的筋膜一層一層地打開，寶寶下來的時候，陰道口前後左右的肌肉張力均等，會陰是不會撕裂的。換言之，只要有足夠的等待，就可以不推擠、不用真空吸引。

丹麥的助產師會用各種體位幫助產婦讓寶寶順利產出，減少會陰撕裂，像是蹲、趴、側身、抬腳等，應該都是在調整會陰部的肌肉張力，使會陰區的張力平均，肌肉均衡的鬆解開來。

產出後胎兒的處置

胎兒出生後，常常是產科醫生先剪斷臍帶，然後拉出胎盤。其實如果延後剪斷臍帶的時間，讓臍帶中的血回流到寶寶體內，根據研究，寶寶血中的鐵質和血紅素會有三十%差異，對寶寶的健康大有影響。

延遲拉出胎盤，則是子宮收縮的時候，胎盤自然會跟子宮分離，減少媽媽子宮的傷害，可以減少媽媽的出血。我們的身體自己會處理很多細節，太多的介入都可能造成傷害。

寶寶產出後，為了怕羊水不乾淨造成肺部感染，常用抽痰器吸吮寶寶口腔，其實讓寶寶把羊水吞進肚子消化掉一點問題也沒有，而且肺部的羊水他們也會自己吸收掉，用抽痰器吸吮的結果經常只是讓寶寶的口腔潰瘍，造成吸奶的困難。

寶寶在媽媽子宮裡時就浸泡在羊水中，羊水本來就不是無菌的，所以不需要擔心他們出來後面對細菌的問題。寶寶出生後接觸最多的是爸爸和媽媽，我們每個人身上都有許多的細菌群落共生著，這些細菌某種程度對我們有保護作用，所以寶寶生下來以後，應該要盡早接受爸爸和媽媽身上細菌群落的移殖，這樣才能盡早面對微觀世界中的生命。

順勢生產的觀念認為，寶寶出生後，爸爸和媽媽最好不要穿衣服，讓身體的皮膚和胎兒的皮膚盡量緊密接觸，盡早讓胎兒熟悉爸媽的體味，移殖身上的細菌群落。

順勢生產的概念

順勢生產主要是一種態度，一種尊重、相信生命自然運作的能力，尊重媽媽的感受，保護寶寶初次的生命經驗，減少媽媽和寶寶的傷害，使生產成為一個讓生命更圓滿的歷程。相比於現代醫療把生產當作一種醫療過程，把產程當作對母親的折磨，不夠顧慮寶寶的身體承受能力及可能的心靈感受，順勢生產是必須推廣的概念。[17]

依然可以溫柔的臀位剖腹產

「我跟老公都說，是不是寶寶也很想出來，但不知道方法」

二〇一九年一月預產期的孕婦，不知怎地，「全盛時期」有五個胎位不正，團隊夥伴們驚呼，二到三％的發生率濃縮在一個月變成五十％，是怎樣的磨練！

老天給好孕的課題似乎都是一個單元一個單元來，我們經歷了產後大出血、臍帶繞身體、胎心搏過速……看來現在輪到「胎位不正」了。

台北護理健康大學的老師輾轉介紹了一位胎位不正但想陰道產的孕婦H，這才知道原來一切都在為她鋪路。在H之前，好孕所有的臀位產家都順利陰道產，有一個還生在家裡。

H第一次到門診來產檢時，我曾試圖在超音波的導引下外轉胎位，胎兒卻強烈抵抗，於是作罷。第二次試圖外轉時，轉了一半，胎心音開始減速，我嚇出一身汗，和H說：「算了，我們就試看看臀位陰道產吧！」

後來兩傳老師幫忙做了兩次結構治療，胎位依然不動如山。「反正好孕的臀位陰道產到目前都是成功的，我們就這樣生吧！」

眼看著預產期已過，老師也一直待命，H傳來訊息：「我跟老公都說，是不是寶寶也很想出來，但不知道方法……」我非常重視媽媽和爸爸接收到的胎兒訊息，因為他們是和寶寶朝夕相處的人。尤其是媽媽，我總能從媽媽感覺到的訊息中覺察一些事。

我決定回應H的訊息並做出處置，「那我們來催生吧！」我說。

入院後，兩傳老師來了一趟，再度調整H這個星期因為打掃、運動拉緊而造成肋骨疼痛的筋膜。

・待命接生

產婦已經過預產期，肚子幾天不規則收縮，決定催生。

兩周前幫她調過，原本肋骨很痛，肚子繃著，胎位不正（臀位），調過後肋骨不痛，但是胎位轉不過來了。

產婦脊椎側彎，身體結構頗有問題，不能蹲。我認為不能蹲代表骨盆腔底部的肌肉活動受限，這樣生產可能會遇到困難，所以那一天調後的最大差別是可以蹲了。我告訴她，如果產前又不能蹲，要趕快告訴我再調整一次，否則到臨產的時候要調整就麻煩了。

她今天決定來催生，阿萍醫師說她肋骨又開始痛，也有不規則的收縮痛，我想結構應該又錯亂了，否則肋骨不應該痛的。

見了面，問她為什麼我上次調開的手，肌肉又整個縮著，把肋骨扯住了。她說因為認為要活動才容易生，所以拚命走路、勞動，把家裡所有該擦該洗的，全部弄得一乾二淨。而且為了鬆肌肉，拿了類似整脊槍的東西，在自己的肌肉關節上拚命打。

整脊椎的震動槍是個完全不對的醫療產品，一個完全不理解身體結構變化細節，在錯誤思維下創造出來的東西，只會將身體愈弄愈糟糕，是絕對不可以用的，我會寫文章仔細說明。

我先幫她解開右手的肌肉，一解開她就覺得右邊的肋骨鬆了。我讓阿萍醫師和她自己摸摸右邊鼠蹊及大腿的內收肌腱，完全鬆掉了，右邊恥骨也沒有壓痛，但是左邊鼠蹊的肌腱及恥骨還是緗緊壓痛的。由此可知，要想解除生產痛，手沒有解開是做不到的，因為旋轉的肩臂肌肉會透過肩胛骨牽拉住肋骨，進而牽引骨盤，引起疼痛。而且鼠蹊的兩個內收肌肌腱如果沒有鬆開，就之前幫忙接生的經驗，恥骨聯合會打不開。

等我把兩隻手解開，再把腳的肌肉系統解開，讓她側彎的脊柱、肋骨和手腳的筋膜系統對上，身上就完全鬆開了，脊柱可以輕鬆地晃動，肚子的張力也消失了。我想這樣才能夠順利生產。手腳肌肉系統要解開，必須從手指和腳趾開始。

現在我在醫院旁邊的旅館裡，等著她的子宮開始規律收縮。由於脊柱側彎，我想胎兒前進的過程中，筋膜還是會擠壓出張力和皺摺，產程中還要調整應該是免不了的。希望她能順利，一起見證一個阿萍醫師的無痛臀位生產。

等待著，期盼中……

——林兩傳，台北

陰道放置催生藥造成規則宮縮之後，完全都不會痛，H輕輕鬆鬆、舒舒服服睡了一夜，早上超有元氣的，子宮頸開了一指兩公分。

我們開始加上點滴催生藥 Pitocin 催生。子宮頸漸漸變薄開展，寶寶的屁股也開始下降，但下午過後的進展很慢，和收縮的頻率不成比例。

Ｈ問我：「陣痛是什麼感覺？」我說：「老師幫你調整了，就是要讓你像現在這樣只有一陣一陣緊緊的感覺，一般產婦在你現在收縮的階段，可能已經呼天搶地了。」

夜診看完，加上點滴藥物催生已進入第十三個小時。我離開醫院前再內診一次，發現沒有進展，於是調高點滴劑量，想試試有沒有辦法更有力地讓胎頭下降。兩個小時後請產房護理師內診評估，護理師回報與我離開醫院前一模一樣，沒有進展。

・待命接生之二

產婦吃了口服催生藥，是使子宮頸軟化的藥物。晚上十點阿萍醫師告訴我，產婦子宮規則收縮十分鐘一次，強度也可以，子宮頸開了兩公分，並沒有什麼痛的感覺，繼續觀察。

結果我在台北旅館等了一個晚上，沒有接到任何通知，我想會不會因為都沒有痛，阿萍醫師就順利地幫她生了，沒有通知我。

早上五點多，忍不住發了個訊，問阿萍醫師到底情況如何。阿萍醫師說，產婦子宮一直有收縮，但是選擇休息順其自然發展。七點會再去評估。要我先睡一下。

這次我非常清楚知道，我是完全不能做外科系醫生的，心裡有事就不能睡。外科系醫生應該要有隨時倒頭可以睡的本領，這樣才活得下去。

我勉強似睡非睡了一個多小時，起來洗澡吃早餐。阿萍醫師早上八點半發訊給我說，產婦每六分鐘收縮一次，整晚睡得很好，等她梳洗好，再上點滴催生。

早上十點半，我從旅館退房，過去看產婦，阿萍醫師也在。她說胎兒屁股有點歪。產婦說肋骨又有點痛，但是整晚睡得很好。

我做了觸診，兩腳張力是對的，右邊肩胛有問題，是昨天胸大肌的深處沒有完全調開，而且因為肚子太大，側彎的脊柱沒有辦法完全鬆解開來，所以又稍微卡住了。

我把肩胛調開，恥骨聯合上緣胎兒的兩邊屁股就回正，張力一樣了。進展至此，宮縮都還不痛。

阿萍醫師說，接下去要有明顯進展的時間不一定，因為催生藥物劑量會很緩慢地增加，生產可能會在下午、傍晚、晚上，甚至可能半夜以後。於是我就回家吃中餐了，在家裡繼續等電話……

——林雨傳，桃園

・待命接生之三（我回家後，跟阿萍醫師的傳訊對話）

阿萍醫師下午四點二十二分：

跟老師報告一下，維持二到四分鐘收縮，不痛，子宮頸開約三公分，還在潛伏期，一般要開五到六公分以上，產程才會加速。

照這樣的進度，可能要到夜裡才會生了。

不過，生產充滿各種可能。

阿萍醫師晚上九點零五分（她還在看門診的夜診）：

有進步，寶寶屁股下來一半了。

阿萍醫師晚上九點四十二分（看完夜診）：

老師，還是維持三公分。

屁股有再下來一點點，產程滿慢的。幫她把點滴再上調一點點，看看會不會比較有進展，老師可以先睡。

阿萍醫師晚上十一點四十八分：

老師，產程在足夠收縮的情況下停滯，我考慮臍帶短到根本下不來的可能性。目前我們決定開刀了！

在腦中蒐集與歸納所有訊息之後，我做出「臍帶太短或繞到，寶寶保護自己所以不下來」的結論，再度與產家討論剖腹，H成為好孕第一個臀位陰道產沒有成功的個案。

開完刀，阿萍畫了一個圖給我（見左頁）。

阿萍醫師：「臍帶這樣子根本下不來！」

我問：「臍帶把小孩綑住了？」

阿萍：「是的。而且屁股比頭小很多，真要陰道產會很危險，就算臍帶夠長沒繞到，也可能面臨頭出不來的危險。」

我說：「我現在明白了，產道口肌肉沒有開夠，胎兒頭會出不來。」

阿萍：「她的核心練太強了，筋膜硬梆梆的，以往剖腹很多地方都用手就撕開了（獨門開法），她的都要用劃開的，處處是強力橡皮筋，完全限制了子宮與寶寶的伸展，得用刀劃開才行。」

我說：「或許不是練太強，她的跟腱上面肌肉也很緊。她脊椎側彎，孕前沒有先調整好，內在深層筋膜系統沒有解開來，所以或許不是練太強了，而是筋膜旋轉張力太大。」

一個有點失落的夜晚，沒有親眼見證無痛的臀位生產。我想產婦應該更失望，她懷孕三十週，因為臀位不想開刀而找到阿萍醫師，結果還是天不從人願。不過至少沒有痛得死去活來，然後才去開刀。

——林雨傳，桃園

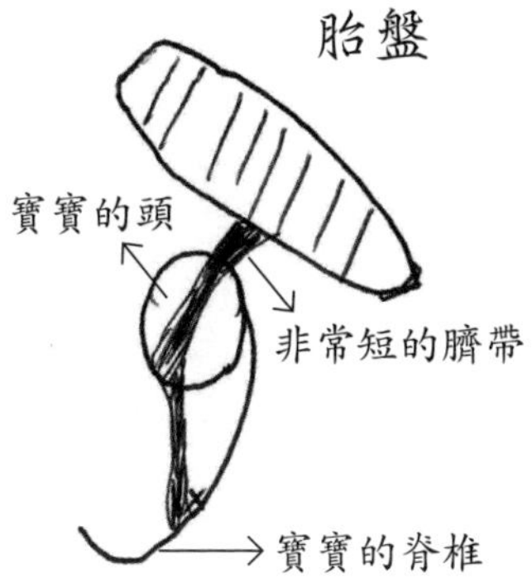

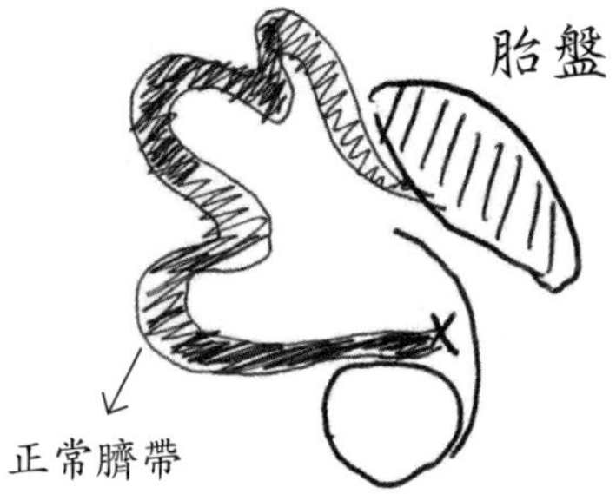

「在生命面前，唯有謙卑。」

我們溫柔地對待，接住媽媽與寶寶釋放的任何訊息來迎接生命，無論用怎樣的方式。

即便是開刀，我們一樣讓伴侶陪伴，讓一家人在寶寶出生擦乾後就在手術檯上團圓。我一邊開刀縫合，一邊聽著爸爸媽媽滿足地逗弄小孩，多麼美妙的畫面。而兩傳老師調整過的身體，收縮真的超級好，還在等著延遲斷臍，胎盤突然就跳了出來，這是以往不曾看過的景象。

短短的產程，呈現的其實是產婦幾十年人生跑馬燈的縮影，我們何其有幸能參與其中。平安就是福。

溫柔剖腹產

剖腹產時，如何盡量接近陰道產的「順勢而為」？什麼叫「自然剖腹產」（natural C-section）？為何又稱為「溫柔剖腹產」（gentle C-section）？

這個觀念是對照著自然生產（natural birth）而來，就像好孕團隊提倡的順勢生產（gentle birth），希望即使是剖腹產，也可以做到由媽媽與寶寶來主導、低醫療介入。

很多孕婦因為子宮動過手術、胎位不正、前置胎盤等醫療因素，需要接受剖腹手術，但這不代表她們就沒辦法在低醫療介入的情況下生產。

和順勢生產一樣，在沒有生命危險需要醫療積極介入的情況下，可藉由下列方法擁有美好的生產經驗。

1. 有伴侶或產婦希望的人陪伴
2. 依孕婦需求調整環境的燈光與音樂
3. 降低隔離包布的高度

4. 延遲斷臍
5. 肌膚接觸
6. 與醫療團隊討論生產計畫[18]

好孕目前的做法是，寶寶出來後，先放媽媽大腿間並覆蓋大紗布保暖，等待延遲斷臍的時間至少一分半鐘，直到臍帶變白。等待時，先將子宮切面用器械夾住止血。斷臍時，胎盤因為血管關得差不多了，有時還會「跳」出來，沒什麼出血。術中失血少，術後血色素通常不會掉太多。即使需要手術，術中所有的細節，依然不離「順勢」這個原則，讓母嬰藉由生產，獲得最大的健康利益。

不該失傳的臀位陰道產

胎位不正的母親，
一樣有權利選擇她們想要的生產方式。

講起某某朋友臀位陰道產的神奇事蹟，我自己當實習醫師時也見識過幾例。隨著醫用雙方的關係緊張，健保將臀位（胎位不正）列為剖腹產的適應症，臀位陰道產就從醫療院所的產科場域幾近消失了。

住院醫師訓練時，只能從臀位剖腹產模擬臀位陰道產的過程，但是從被劃開的肚皮直接抱出來和從陰道生出來，還是有滿大的落差。在當代產科裡，以臀位陰道產接生即將成為一項失傳的技術。

我一直覺得不該讓技術失傳，胎位不正的母親，一樣有權利選擇她們想要的生產方式。若看過紀錄片《祝我好好孕》，對於片中琬婷在孕期的無奈與努力，應該都有很深的同理。

開始做順勢生產之後，我把決定權交還給產家。胎位不正的生產計畫相對複雜，研擬計畫的商討過程中，雙方對於可為與不可為都會有更多的了解。

「母嬰的安全擺在第一位」仍是我們不變的原則。很多擔心來自於誤以為我們會把「陰道產」的順位往前移，但這是不可能發生的。因此，胎位不正的個案不可以居家或在助產所生產、待產過程必須盡量全程裝上胎心音偵測器、若是剖腹產後想嘗試陰道產卻遇到胎位不正，那就直接剖腹，這些都是好孕團隊基於母嬰安全考量的堅持。

兩傳老師在二三一頁提及胎位不正時，這樣寫道，

> 胎兒在臨盆前會將自己的位置擺成頭下腳上，這是因為腳需要比較多的活動空間，媽媽肚子上方空間大。
>
> 如果胎位不對，是媽媽肚子的結構不對，使得子宮內的空間不對，胎兒因此無法出現在對的位置上。

依我調整胎位不正的經驗，如果媽媽的結構可以好好改變，寶寶在媽媽子宮內的位置是可以自己調整回正的。換言之，主要是調整媽媽的結構，而不是去轉動胎兒。中醫治療胎位不正會灸至陰穴，其實也是在改變整個筋骨結構的張力。

二〇一九年初與兩傳老師第一次見面時，就請來了一個三十七周胎位不正的孕婦H給老師調。在H之前，好孕所有胎位不正的產家都順利陰道生產了，這得歸功於和陳攸旻中醫師的密切合作。兩傳老師則帶來了全新的視野，讓我們更深入理解胎位不正，也更往前探究原因。雖然H由於直到很接近預產期時才來，錯失了介入時機，成為好孕第一個因胎位不正而剖腹的產家，但仍然讓我們學習到許多，也督促了我們要更早介入可能有結構問題的孕婦。

和結構治療中醫師開始密切合作後，原本以為不再有胎位不正的個案了，事與願違，還是出現了幾個因胎位不正後來需要開刀的個案。

我的觀察是，撇開原本的身體舊傷不說，現代女性懷孕時（尤其是第一胎）大部分仍在職場中努力著，現代工作形態多半需要久坐打電腦，若平常沒有足夠的休息放鬆或運動習慣，身體的橫軸容易歪掉，造成肋骨的不平整，進而造成上腹部的張力，使得寶寶誤將「上」認成「下」而端坐。

隨著肚子愈來愈大，卡住的橫軸接著可能影響縱軸的穩定，畢竟身體是立體的結構網絡，牽一髮而動全身。於是在二十八周之後，胎位轉正的機率愈來愈低。

西醫對付胎位不正只有「膝胸臥式」這一招，就結構來看有其道理，若做得對，確實可以把肋骨拉開來，讓上腹部鬆開。然而，前提是必須先鬆開橫軸，讓皮、筋、骨排列在對的位置，否則筋膜很可能愈做拉愈緊。

兩傳老師在初見面時就提醒道，生命有一個很重要的機制——回饋。

二十八周之前，寶寶還可以在子宮內自由翻滾移動，那麼臍帶也會隨之拉長。若因結構的扭轉造成筋膜過大的張力，使得子宮並非一個鬆軟有彈性的環境，寶寶本來應能自由翻滾卻活動空間受限，臍帶也就不需要太長了。要是還繞到脖子或身體，即便發現胎位不正後開始結構治療，也會有很大的限制。這也是為什麼胎位不正、臍帶過短、胎兒體重過輕，三者幾乎都會同時發生的原因。

結構調整之後，去除張力，寶寶往往能恢復較佳的生長，可是若周數太大，已經沒有足夠的空間讓寶寶移動、刺激臍帶的生長，胎位還是無法轉正。換言之，盲目的做外轉胎位，風險極高，除非施作者可以確定子宮條件佳、臍帶夠長、轉位的過程中不會造成臍帶的纏繞。

那麼，若已經臨近預產期依然胎位不正，還需要繼續結構治療嗎？當然需要！

雖然胎位不一定轉得下來，但是持續鬆開身體的結構網絡，增加胎盤血液灌流，對寶寶的生長還是非常有幫助。不但可以亡羊補牢，提高陰道產的成功機率，即便最後生不下來需要剖腹，手術的安全性與術後的恢復也會因為有所改善的身體結構而加分。

產婦A就是臀位過期妊娠，催生失敗而剖腹的案例。

A在三十八周之後的超音波檢查中，無論是胎兒的成熟度、胎盤的狀況、羊水量，統統呈現隨時可生的狀態，連續一個多星期入夜後都有規律宮縮，子宮頸卻毫無進展。

就以往經驗猜測，很可能是臍帶太短或纏繞身體，一下降就會拉緊，因此寶寶啟動自我保護機轉，不主動引動產程進入活動期。正因有這層考量，無論胎位是否不正，好孕團隊都不做無適應症的催生，才能仔細觀察這些細微的訊息。

和產家討論以催生做為一種診斷方式，若催不動，安全考量就是剖腹了。住院催生一天後，子宮頸依然未開，胎位高，於是決定剖腹產。

徐聖俠中醫師寫了以下筆記：

- 外籍產婦，先前運動多，曾有急性腰痛史，運動量大，在獨裁國家生活，曾累積部分心理壓力。產前約從六個月左右開始調理。

（阿萍註：要讓外籍孕婦接受結構治療的難度很高，雖然夫妻雙方基於對我的信任願意去中醫就診，可是覺得「治療後好像沒什麼差別」，順從性並不高。）

- 腰痛反覆，手指及手腕多次處理仍緊。胎位一直維持在臀位，始終未能轉正。產前三周解開肋骨，仍未能翻動。過預產期入院催生一日夜無進展。
- 剖腹的孔比印象中小，可能是為了避免傷口過大。臀位出來所需傷口大小是否較頭位大？從下刀到胎兒頭部完全脫離約兩分鐘。

（阿萍註：臀位和頭位的大小沒有差別。由於大小全憑目視的直覺，當然有出槌的時候，那就回過頭來把傷口再擴張一下。花了兩分鐘是因為子宮軸線偏移，一開始屁股勾不出來，把寶寶推回去重新擺位才勾好屁股，多花了點時間。）

- 搭腳觸診時胎兒已生出。雙掌包覆兩腳腳踝背側到腳趾段。翻動時內踝不可動張力引至約左側髖臼窩與坐骨間的區域。左腳大拇指不可動。
- 縫合子宮時，可在內踝前感受到一絲張力向上引至子宮。
- 先感覺雙腳溫度變涼，後看到血壓數字下降及病人自訴意識模糊。

（阿萍註：胎盤娩出後因收縮不好，出血速度滿快的。於是先請麻醉科醫師給一支收縮藥 piton-S，同時區辨是否還有些胎膜留在子宮中造成出血。）

- 麻醉醫師給藥後，可感受到某一瞬間由子宮傳來輕微收縮牽引力。但子宮收縮並不足以止血。

（阿萍註：後來把胎膜清了，一邊縫合傷口，血還是一直流，覺得不是胎膜的關係，請麻醉科醫師再加一支強效的子宮收縮劑 Duratocin，同時將手伸進子宮探查。發現子宮整個往左上腹旋轉偏移，便照兩傳老師教的，將子宮歸位擺正，收縮就好了起來。）

- 陳醫師手探進子宮內，將子宮裡外一起由左側翻正後表示觸感變硬，出血於數秒內止。過程中反而沒有感受到任何額外收縮力由子宮往腳傳。
- 子宮翻正止血後，左腳內踝邊上不可動漸漸化開。坐骨邊上與腸薦原本長期不可動之處於十分鐘內自行鬆解。左腳大拇指鬆開。
- 觸診可覺溫度回升。觸診溫度升降似乎更早於血壓數字一到兩分鐘。可考慮用紅外線攝影機監控腳底或腳背，或許可以更早提出失血警示。
- 縫合快結束時，左腳的皮、筋、骨鬆順程度比右側好很多。可能是產前大量偏重左側處理發揮所致。

- 懷疑子宮原先被骨盆扯歪，胎兒在扯歪狀況成長，卡住腹腔臟器，子宮依著歪掉骨架擴大成型後，反而成為四肢骨架難以完全歸正的新張力來源。
- 產前已知骨盆前側有張力來源，但因胎兒故，不敢多用腹部深筋膜手法處理腹腔臟器。胎兒因子宮軸線未對準子宮頸，即便催生，子宮頸仍然完全無打開。
- 應該早期就把子宮周遭理順，甚至比四肢解透更先。以免後期胎兒增大無法撥動子宮。陳醫師表示，一般孕婦子宮偏向左側者為多，不知是否與乙狀結腸轉折處有關。
- 胎兒頭部外型偏向扁圓形。頭圍三十六公分，大於體重三千四百四十五克的一般頭圍。超過剖腹產的診斷標準頭圍三十五公分。疑似受催生子宮收縮擠壓而形狀重塑。觸診有輕微頸部壓擠。然而因採臀位，胎兒頭部是受子宮收縮而壓，並非直接項到骨盆。軀幹四肢活動目測大致正常，未觸診軀幹四肢。臍帶粗，活力佳。

這次在手術檯上的中西醫共同照顧經驗，提醒了我產前徒手將子宮轉到正位的可能性。而產家如何從備孕期就準備好自己的身心靈狀態，同樣非常重要。我們固然希望良好的產前照護可以降低臀位的發生率，但接生者的臀位接生技術，無論如何都不該失傳。

吃力不討好的剖腹產後陰道產

沒有思維的技術，什麼也不是。

要先說明，目前在台灣，願意接生剖腹產後陰道產（trail of labor after cesarean，簡稱TOLAC）的醫師，沒幾個。

為何好孕團隊願意做這件吃力不見得討好的事呢？

當然是因為陰道產對媽媽、對寶寶健康上的益處，遠遠大過於剖腹產。

當開刀技術進步，子宮裂開的風險不再那麼高，產前充分討論之後，我們認為不該剝奪母親生產選擇的權利——這是順勢生產相當重要的本質之一。

若因為想執行剖腹產後陰道產而來門診諮詢，過往我會用威廉氏產科學的表格，填入該孕婦陰道產的風險有幾分，然後將決定權交回給產家，並做更詳細的產前準備。生產時，高規格的嚴密準備與觀察更是少不了。

認識兩傳老師之後，事情有了很大的轉機。他在我們第二次見面時就悟出了以下道理：「原來……順勢生產才是更安全的生產方式。在『風險管控』上，結構治療可以提供更加實證的產前評估與治療！」

狠拋評估表，我決定好好向老師學習「去疤」（除沾黏）的功夫。

每一個醫生開刀的手法都不同，每一個孕婦身體的結構也不同。用評估表測定風險，就如隔靴搔癢，難怪老師一直說我是蠢蛋，是用憨膽與產家一起承接風險。

透過結構治療的概念與觸診，再加上我還有陰道內診這項工具，產前就能評估疤痕的沾黏狀況並加以治療，進而降低生產風險。當然，這件事能在孕前就開始進行的話，更好。

任何剖腹產後的傷口若要避免沾黏，以利下一次懷孕，術後一個半月就可以開始進行結構治療。更何況需要剖腹的原因大多與原本的結構錯位有關，積極治療是非常必要的。「身體所有的問題都是結構扭轉造成的」這句話，也適用於母嬰孕期與生產時的各種狀況。

自從和中醫師們一起合作之後，好孕團隊可以更安全地執行剖腹產後陰道產。「中西醫一起討論讓我了解到，技術和思維要互相配合才能互相成就，沒有思維的技術，什麼也不是呢」就是來自中醫師吳宜芳的感人分享。

高風險的子癲前症

生產過程是動態的，結構調好之後，怎樣的機轉又拉了回去？

曾讓我產檢過、後來去其他醫院產檢的孕婦Y，懷孕三十六周時因為嚴重子癲前症被產檢醫生建議直接剖腹而跑來尋求第二意見。「都到這個份上了，沒有辦法耶……」我無奈地回答，Y的眼淚馬上掉下來。

那是剛開始做順勢生產的時候，很多孕婦因為價錢、是診所不是醫院層級、要上助產師的產前課程等諸多原因，看一兩次門診後就跑掉了。常常到臨近生產時，因為產檢醫師的醫療建議和自己的預期有出入，又跑回來問我第二意見。但到了那樣的時候，通常我也沒有辦法了。

後來Y在三十七周那天，在原產檢醫院剖腹產，產後一年血壓才恢復正常。

一懷上第二胎，Y就來我門診檢查，表明這胎想嘗試剖腹產後陰道產。

通常懷第一胎時若有子癲前症，第二胎復發的比例非常高。那時好孕團隊和兩傳老師剛開始合作，共同討論結構治療在產科的運用。老師答應以兩周的間隔，在好孕工作室調整有狀況的孕婦，一起尋求孕期併發症的結構解。Y排上讓老師親手調整的第四人。

為了做對照，調整前我請Y去做子癲前症的篩檢，果然還是高風險。我們討論後決定不吃阿斯匹靈，改以結構調整為重，看看這次懷孕可否平安度過。Y也做了很多「非醫療方式」的努力，比如用鎂粉泡腳。

兩傳老師幫Y進行結構治療時，印證了我們對於子癲前症的推論。（見二二八頁〈林氏結構治療：生產篇〉）

血壓會高，一定是身體某些地方缺血的「回饋」。子宮慢慢變大，占據了整個筋膜原有系統的空間，使整個系統張力增加，再加上脊椎的前後曲度也增加了，因此主動脈搏出的動能就會受到某種程度的抑制，如果抑制的程度過大，會造成某些內臟或肢體末梢的缺血，這時血壓就會上升，以保證組織有足夠的供血量。目前產科針對子癲前症高風險孕婦的建議是在十六周開始服用阿斯匹靈，降低血流阻力。

除了血壓，前一胎剖腹產的疤也需要解開。兩傳老師調過之後，由潘長傑醫師接手。

我們一起照顧的Y直到接近四十周時血壓都正常，但連續幾天入夜後規律宮縮，產檢時血壓也高了起來。隔天因有產兆入院，不料血壓在入院後一路往上升。

我通知潘醫師，Y的血壓節節高升，得準備剖腹了。

潘醫師說若需要剖腹，他會「捶心肝」，因為都已經調到這樣了。

我說Y的血壓若繼續高，我會先中風，要顧媽媽還是顧寶寶，有時無法兩全。

潘醫師說想來醫院跑一趟「結構治療急診」，在剖腹前再做一番努力。

在他約晚上七點到醫院幫Y調整結構之前，Y的血壓是 179/107 mmHg，調整後為 139/88 mmHg，因宮縮而緊成一圈的下腹組織在調整加針灸之後鬆了開來，再加上之前已經開始服用的順產膏發揮作用，原本內診時發現緊而扁的骨盆開始變鬆且潤滑，形狀也開始改變，胎頭開始下降。我們很開心地各自回家，期待可以陰道產的好消息。

「陳醫師，血壓 194/119 mmHg，產婦開始喊頭痛了。」半夜十二點接到醫院的電話。

「準備剖腹產！」再怎麼捶心肝，也是得開刀了！

血壓為何又高起來呢？

幫Y剖腹時我發現，皮膚劃開後遇到的第一層筋膜又厚又硬，開進去各層肌肉筋膜之間的很多地方都要用刀多劃幾下才拉得開。若是第一次剖腹，我都盡量徒手撕不用刀，Y的疤痕組織卻又硬又緊撕不開。

生產過程是動態的，結構調好之後，怎樣的機轉又拉了回去？如兩傳老師說的要很多「撕裂」嗎？種種疑問都需要更多案例的累積。

手術中，我還發現包著子宮的那層腹膜往左側黏，讓子宮呈現拉歪一邊且伴隨著扭轉的狀態。

我一邊盡量清除可以拉開去掉的沾黏，一邊推估這是第一次剖腹後，由於身體結構扭曲而產生的眾多疤痕組織，雖然孕期當中兩傳老師與潘醫師已經盡量調整，但疤痕組織畢竟相對較無彈性，在子宮強力收縮之下，不對稱的張力又造成了組織的局部缺血，所以Y的血壓才又高了起來。

值得安慰的是，Y的血壓在術後馬上恢復正常，第一胎可是花了一年才恢復呀！即使最後還是以剖腹產收場，但我們的努力並沒有白費。

Y之後至今，好孕每一個妊娠第一期篩檢子癲前症高風險的孕婦，在沒有服用阿斯匹靈或提早停止服用阿斯匹靈的情況下，都沒有發生子癲前症，寶寶的體重也都足夠。

「只有想不到，沒有做不到。」兩傳老師常常這麼說，中西醫整合的結構治療團隊會繼續努力解開所有的謎團。

產後水腫與非感染性發燒

中醫很慢？
是你不懂中醫。

建立起中西醫整合的孕產結構治療團隊之後，我們定期召開個案討論會。產婦涵在第二孕期就開始水腫，因為「異常地」早，轉介給詹秭瑜中醫師開始進行結構治療。

整個孕期涵的水腫好好壞壞，接近生產時，大腿部分的膚色開始產生變化。由於縱軸卡住的關係，涵的骨盆無法開展，產程潛伏期延續數日，終於進入活動期之後也停在五公分數個小時，產程遲滯，最後剖腹。

術後當天晚上，涵開始發燒，但沒有其他感染徵兆，傷口也很好。白天體溫恢復正常，每天一到傍晚先寒顫，然後體溫節節高升，半夜之後就開始退燒，然後白天又是正常體溫。術後水腫嚴重，伴隨胃痛與嚴重脹氣。

請教兩傳老師，老師認為問題還是出在縱軸，以及子宮沒有歸位。

我趕快請詹醫師緊急出動調開縱軸，骨盆一鬆開，水腫開始緩解，大腿膚色第二天完全恢復正常。子宮復位之後，涵的脹氣開始緩解，也不再胃痛了，雖然還是再燒了一天，但發燒時間延後，退燒的時間提前，換言之就是發燒的時間縮短，第二天之後體溫就正常了。

這是我第二次請求中醫師的「急診」支援，以後誰再說「中醫很慢」，我會說：「嘿嘿！其實你不懂中醫。」

兩傳老師說：「因為腳腫，所以知道一定是縱軸被卡住了。子宮沒有歸位，整個結構繃著，所以全身結構網絡處於繃緊狀態，所有的微細結構張力流動發生變化，免疫系統誤以為有狀況就動員了起來。我醫了很多免疫系統疾病，都是這樣。還是從結構下手。生產完最可能的就是子宮沒有歸位……」

鎖住結構的是伸肌，不是屈肌。

雙腳水腫是縱軸的問題。將錯位的肌肉與肌肉之間撕開，讓患者主動動作拉開，才得以恢復正常結構。

——林雨傳

好在有兩傳老師的指導，詹醫師的緊急救援，涵在延長住院兩天後得以康復出院。有沒有辦法藉由這次生產的發現調好身體，第二胎得以順利陰道產，那就一起繼續努力了。

很常見的解尿困難

身體所有的問題，
都是結構旋轉造成的。

解尿困難在孕期、產中、產後都不少見，產後或是移除尿管的四到六小時，無法自行解尿，都算是尿滯留（urinary retention）。若沒診斷而加以注意與改善，膀胱處在過度膨脹低張力的狀態，有可能導致長期的解尿困難，造成泌尿道反覆感染與尿失禁的後遺症。

在產科的照護上，尿滯留有時會成為棘手的問題。雖然大部分情況只需插上導尿管，休息兩到三天就會改善並逐漸康復，但有時可能需要花上一周甚至兩周的時間。

造成這種情況的原因與致病機轉不明，已知的危險因子方面，孕期有子宮肌瘤、天生子宮畸形、骨盆腔沾黏、子宮反轉、先前就存在的解尿困難；產後的危險因子有第一胎、產程遲滯、器械輔助生產、會陰撕裂傷嚴重或會陰切開、痲醉、寶寶體重大於四公斤或胎頭較大、剖腹產、肩難產、以前有尿滯留病史、徒手移除胎盤、缺乏活動或便祕……

這麼多危險因子讀得人頭暈，但正如兩傳老師所說「身體的所有問題，都是結構旋轉造成的」，再次回頭細看這些危險因子，其實都可以化約為身體結構的改變造成了解尿無法順暢，那就有解了！

曾有產婦從生產前一周就斷斷續續有產兆，但一直處於潛伏期。通常胎頭下降至一定程度，我會估計一周內就可能啟動產程進入活動期，她卻來回醫院多趟都沒進展。生產時才知道，寶寶被自己的臍帶絆住了，所以一直猶豫要不要往下衝。

由於胎頭卡在骨盆腔入口的時間太長太久，而且這段時間上上下下的試探很可能造成骨盆筋膜的不平整，產生許多皺褶，導致產婦在生產前幾天就開始出現解尿困難的情況，而且愈來愈嚴重。

產中不用說，都是靠單次導尿，產後也依然無法自行解尿，於是插上尿管，一天後開始膀胱訓練卻失敗，只得插回尿管。

好孕與結構治療中醫師們已經合作了好一段時間，產婦產前也接受過劉佳祐醫師的結構治療，劉醫師確認尿滯留的狀態與產前並不一樣，畢竟歷經了一次生產，過程中胎兒與母體都不斷互動，兩個身體每一分每一秒都在互相影響與調整。

在兩傳老師的提醒與劉醫師的巧手調整之後，產婦回到醫院已能自行解尿，然後就完全沒有解尿的問題了！結構治療於產科的運用，再下一城！

第五章

生產，本該無傷

寶寶才是自然產程的啟動者

一次安心無傷的生產，
關乎三代的健康。

一直以來都以為自己的使命在於婦女的安好，和兩傳老師開始交流之後，才頓悟自己的使命更精確來說是寶寶的安好。

「媽媽好，寶寶才會好」不是要加壓力在媽媽身上，而是想提醒大家一起努力讓母嬰安適。照護者，尤其是接生者，若能提供母嬰一個安心無傷的生產過程，關乎三代的健康。

在各種傳統文化裡，孕產婦都擁有極大的「特權」，唯獨現代婦女，尤其是在台灣，對孕產婦通常排擠多過於照顧，我們需要更多努力。

一直以來，大家都認為寶寶是被動的、是需要被照顧的，卻忽略了寶寶從孕期就不斷釋放訊息和媽媽溝通這回事。

寶寶會透過孕吐調整媽媽的作息與飲食，讓自己有更好的生長環境。

寶寶會在不同時期讓媽媽改變口味，以獲取不同時期的重點營養。

懷孕後期，寶寶會讓媽媽變得淺眠，好和自己同步作息，以此取得母嬰雙方的最大利益。

生產時，寶寶才是自然產程的啟動者，在無藥物的情況下，子宮收縮的節律是寶寶控制的，當寶寶從上一個收縮的缺氧狀態中恢復過來，才會再啟動下一次的收縮。

我曾經和兩傳老師討論，胎兒若有保護自己的能力，何以讓自己臍帶短又繞脖子或身體，令人覺得無解。老師提醒我，臍帶短是空間不足的問題。

哎呀，母嬰生理的相互調節，還有好多好多值得探索！

抽絲剝繭解開謎題，建立系統性診斷與治療工具，中西醫合作，讓每一個生產都是賦權無傷的，一代就會比一代更健康快樂、更美好。

產後肌膚接觸，無敵！

孩子感受到的，不再是分娩的狂暴颶風，
而是一陣陣的擁抱，訴說著母親的愛。

所謂的第三產程，指的是從寶寶出生到胎盤完全娩出的這段時間。第三產程需要進行的兩個重要處置，一是「延遲斷臍」，一是「肌膚接觸」。好孕的產家拿到生產計畫書的範本後，會發現我們特別把第三產程列出來仔細討論。

在台灣大部分醫療院所裡，行之有年的常規做法是這樣的：寶寶出生後立即斷臍並積極（主動）處置胎盤（active management）。胎盤娩出後（大部分是被接生者拉出來的）先拿去秤重，再當成醫療廢棄物處理。大部分產婦都沒有看過自己的胎盤，包括我自己當年生產時也是如此。

肌膚接觸方面，若生產的醫療院所符合母嬰親善的認證標準，至少需要二十分鐘，但這樣的時間對於母嬰雙方生理現象的連結與維持來說其實並不夠。

二〇一二年由於「何時該開始給寶寶添加副食品」爭議，帶出「純母乳寶寶是否會缺鐵」的討論，世界衛生組織／聯合國兒童基金會提出了「延遲斷臍」的建議。

延遲斷臍能給寶寶帶來很多好處，包括：更多的血容積、增加新生兒血色素值、新生兒前六個月有較高的血鐵質濃度、減少貧血的機率、減少六個月前發生鐵質不足的機率，若是早產兒，還有很多其他的益處。過往認為延遲斷臍會增加母體出血風險、增加寶寶黃疸需要照光的機率等疑慮，都已一一被更新的醫學實證破解。

如何處置胎盤，則需要與臍帶一起討論。

第三產程是媽媽與寶寶肌膚接觸的起始點，影響了日後哺乳順利與否、新家庭關係的建立，因此需要更細膩地看待臍帶與胎盤的處置方式。

過往以為胎盤與子宮的剝離，是胎盤與子宮壁之間產生了血凝塊，因此開始剝落。透過超音波檢查發現，會發生這種情況是因為以往的生產處置常規都會在寶寶出生後立即夾住臍帶，讓這些原本要流回寶寶身上的血無法流出，反而逆向變成血塊積著，也影響了子宮的收縮。若讓臍帶血「順向」流到寶寶身上，胎盤體積縮小，將更有利於子宮肌肉層的收縮，讓胎盤與子宮順利分開。

若採用這種「順勢」做法，胎盤與子宮壁完全分離的時間只需三分鐘，第三產程的平均時間則是六分鐘。若胎盤附著位置在子宮底，第三產程時間較短；若附著在子宮前壁，可能需要多花一點時間。[19]

和兩傳老師合作以後，我們改從身體結構看胎盤著床的位置。若母親的身體結構是正的，子宮沒有扭轉張力，胎盤大抵會落在子宮底的位置。在第一孕期，若胎盤在前壁或後壁相對低的位置，要去尋找身體的張力來源，讓身體結構還原，這樣胎盤在二十周之前都還有機會「移動」到較理想的位置，生產也會更安全。

《溫柔的誕生》（*Pour une naissance sans violence*）是法裔產科醫師勒博耶（Frédérick Leboyer）於一九七四年出版的書，出版後使「溫柔生產」開始廣為流行。

這本書的英文版譯者費齊格（Yvonne Fitzgerald）是作者的摯友，她在英文版前言中提到，「正當全世界的母親們都熱烈歡迎它的同時，卻引起了各醫療機構的強烈抗議……」看到這段，出生於一九七四年的我，內心百感交集。

距離勒博耶醫師用新生兒的角度寫下這本書已經四十多年了，在台灣大部分的生產場域裡，寶寶的需求與感受依然沒有受到重視，好孕之所以堅持順勢生產，除了因為它是一種更安全的生產方式，也關乎媽媽與寶寶的人權。

勒博耶醫師提到了寶寶出生後呼吸的灼熱感，若延遲斷臍，可以紓緩這種灼熱感。

寶寶剛離開母親的子宮就馬上剪掉臍帶，是極度殘忍的手段。這對寶寶所造成的傷害相當大。

保留臍帶繼續跳動，便能改寫整個出生的經驗。

等待臍帶停止跳動，是在要求接生者更有耐心，與母親一起尊重並跟隨孩子體內自然的生理節奏。

我們前面已描述過空氣突然進入寶寶肺臟時，感覺可比火燒。

不僅如此，在寶寶出生之前，他與環境是一個整體。

外面的世界和他自己沒有任何分別。

他沒有什麼相對的概念……

根據世界衛生組織二〇一二年與二〇一四年的報告，「出血」是全世界產婦排名第一的死亡原因，在英國卻不是如此，正是因為對於第三產程的處置方式不同。

子宮的肌肉層隨著懷孕周數漸增，會開始細分為功能不同的三層。第一層是內環狀肌（inner circular），主要位於子宮角與子宮頸，生產時幫助子宮頸擴張。第二層是中斜或螺旋肌層（middle oblique or spiral），位在子宮底最厚的地方，通常也是胎盤的所在，會在第三產程胎盤與子宮壁分離時成為自然形成的韌帶，提供強而有力的收縮，關住血管。第三層是外長肌層（outer longitudinal），位置從前側子宮頸越過整個子宮延伸至後側子宮頸，在收縮時會縮短子宮，以利寶寶的下降、胎盤與胎膜的排出。[20]

第三產程時，子宮均勻收縮與否，大大關係著產後出血量。

與兩傳老師第一次生產合作時，他就諄諄教誨，讓產婦的筋膜平順沒有張力，子宮自然就會收縮得很好，不需要子宮收縮劑、也不需要一直揉子宮。

就結構的觀點來看，一直揉子宮只是暫時拉緊筋膜讓子宮收縮；也可能是揉子宮很痛，讓產婦全身都繃緊了？若有出血，應該從產婦的擺位與姿勢下手調整，讓子宮回到正中筋膜張力均等的位置，接下來靠肌膚接觸時催產素持續釋放，就足夠讓子宮好好收縮了。

另一方面，肌膚接觸時沒有太多的出血並非難事，而且這些現象在剖腹產時更加清楚。胎盤在沒有任何子宮收縮劑的作用下是「跳出來」的，胎盤娩出之後子宮也沒有什麼出血。

理解這一切的原理之後，只能向以前被我拚命揉子宮以減少產後出血的產婦致上最深的歉意，我們不會再做這麼「殘忍」的動作了。也請相信在每一個當下，醫護人員都是為了安全甚至為了救命，在自己能力所及的範圍內做最理想的處置，若是沒有在產前將身體結構調整好，身體的扭轉讓產後的子宮無法順利達到良好的收縮，揉子宮、加藥，還是為了救命。

那麼，肌膚接觸呢？

關於肌膚接觸，勒博耶醫師在《溫柔的誕生》中則是這樣說的：

孩子同時是在媽媽的肚皮上，讓他能重拾熟悉的節奏，子宮收縮徐徐的、有力的、連續不斷的動作。

孩子感受到的，不再是分娩的狂暴颶風，而是一陣陣的擁抱，訴說著母親的愛。

產後的肌膚接觸是子宮內到子宮外環境的延續。寶寶先在媽媽的肚子上休息，然後再一步一步，沿著媽媽顏色變深的身體中線，爬到同樣顏色的乳暈，找到乳房。

在子宮內已發展的反射動作會協助寶寶達成第一次「爬行」，很早就開始發展的嗅覺則可以讓寶寶在尋找的過程中，透過吸吮手指確認羊水的味道，並和媽媽乳頭散發的初乳味道「配對」。

這條為寶寶鋪設的美食之路，從懷孕就開始醞釀，所有的能力在啟動產程之際就已完備。

寶寶完成出生後的第一餐需要多久呢？九十到一百二十分鐘。

這段時間內，母親與寶寶的身體之間有無數的訊息交換，也讓他們的身體從產程的驚濤駭浪中平靜下來。這段時間同樣是這個新家庭建立連結的關鍵時刻，其中非常關鍵的荷爾蒙催產素則主導著一切的進行。

五感中的嗅覺與味覺會協助寶寶找到乳房，其他的感官又是如何在肌膚接觸這段時間發揮作用呢？

這時寶寶剛從幽暗的子宮內出來，環境光線要盡量保持幽暗，雙親通常會因為寶寶睜開明亮雙眼探索環境而感動不已。從媽媽的腹部移動到胸部的過程中，寶寶若累了會短暫睡著休息，這時他靠在媽媽身上，依然聽到在子宮內再熟悉不過的心跳與呼吸聲，非常安心。

在媽媽胸前，寶寶出生的頭一個小時內會有九個階段的反應，直到最後含上媽媽的乳房開始吸吮，享用陸地生活的第一餐，而後可能和媽媽一起睡著，至此，肌膚接觸才算完成。

這九個階段包括：1.啼哭（crying）、2.放鬆（relaxation）、3.清醒（awakening）、4.活動（activity）、5.休息（rest）、6.爬行（crawling）、7.熟悉（familiarization）、8.吸吮（suckling）、9.睡著（sleeping）。[21]

> 努力想償還一點我所欠下的。
> 嘗試要回饋一些我所收下的。

勒博耶醫師在前言中這麼寫著。

這些年做著做著，我好像懂了。那些我也應該償還與回饋的部分，在生命面前，唯有謙卑再謙卑。

體制內的溫柔

愈是危急，愈需要溫柔地照護每一個細節。

胎盤是個獨特的血管器官，同時接收來自母體與胎兒兩個獨立循環系統的血液。足月時，母親流入胎盤的血液，每分鐘可達六百到七百毫升。

——《胎盤血管生物學》第二章〈胎盤血流〉

還記得那天是診所月會，因為碰上消防演練，請了消防局的消防員來示範。等候準備示範時，大夥兒嬉鬧著，吃著廚房阿姨特別準備的午餐。

突然，Dumas 來電。「阿萍，易蓁破水了。」然後就斷了訊。

易蓁才三十周，在二・六公里外另一家我有駐診的診所產檢。早期破水非同小可，會議室在地下一樓訊號不佳，我趕緊上樓尋找訊號比較好的地方，卻還是斷訊，撥不通。

「到診所，我現在過去。」我邊傳訊息給 Dumas，邊打電話交代那邊診所的同事，請他們先幫忙查看易蓁破水的情形、裝胎心音偵測，我攔計程車盡快到。

趕到診所幫易蓁內診，流的是血不是羊水，她說是為了蹲下查看狗狗的狀況而輕跌坐地，血卻馬上流出。

胎盤剝離不一定是受到多大力道的撞擊，當剪力順著子宮壁與胎盤面切去，再輕的力道都有可能造成剝離。箇中道理就像玻璃杯有可能掉落到地上都不會破，在桌上輕輕倒下卻有可能碎裂。

我查看易蓁的情況，陰道仍在出血沒有停，胎心音很好，但子宮很硬，呈現胎盤剝離的徵兆。照了超音波，看到胎盤下緣已經積了一個血塊。

「轉M醫院，有可能需要緊急剖腹。」原本要請同事叫救護車，Dumas 說車還停在診所樓下，我們立刻上車趕往M醫院。

坐上車，我把還沒寫完的轉診單完成，同時打電話求援。

「阿助，你在忙嗎？」

「剛下刀。」

「我有一個孕婦，三十周，APH，疑似 abruptio placenta，我們目前在往M醫院的路上。」

「好喔！我們來處理。」

阿助是同一屆在M醫院實習的同學，因為當兵，晚了兩屆當住院醫師。我恢復接生後和他約定，若產科有緊急狀況需要轉診醫學中心，請他多多照顧。

易蓁的雙胞胎哥哥我都認識，大哥在英國讀博士、二哥在香港教書，代兩個不在台灣的哥哥好好照顧易蓁，責無旁貸。大哥沒多久前才傳訊跟我說，妹妹要找我順勢生產，和爸媽有意見上的爭執，原本還想著要找機會幫忙和長輩溝通，這下子也不用了，老天給了這個難題，希望告訴我們什麼呢？

由於順勢生產仍不見容於體制內，當我們的孕婦因為緊急狀況需要轉診至大醫院時，「搶救生命重要」，溫柔與否，似乎無關緊要。

到了M醫院急診室，我陪易蓁掛號，Dumas 去停車。等候的過程中，看到檢傷人員一邊勸一個不嚴重的病人改掛門診，一邊關心我們後方發燒的小妹妹是否符合急診檢傷的狀況，三頭六臂的。

回想起自己住院醫師第三年的急診訓練，同樣是和急診夥伴一起這樣奮鬥的。有次值班，外院送來已經昏迷的產婦，接到電話在門口等救護車來，一進急診，急救、插管、評估、上加護病房……每個人各司其職又充滿默契的合作，產婦後來活了過來。

坊間是這麼流傳的：「大台北地區，產婦若後送M醫院救不起來，那就是救不起來了。」我們是如何地以從這個團隊出身為榮！科主任與前輩醫師們帶頭，樹立來者不拒、積極搶救的風範，是北部開業醫生們依賴的後送機構。

輪到我們了，檢傷批價掛號人員問我和易蓁的關係，「我是她的婦產科醫師。」她嚇了一跳，覺得醫師親自護送，非同小可，趕緊叫檢傷的護理人員優先處理，直上五樓產房。

上了五樓，鬧哄哄的。據說產房裡兩個產婦在生，外頭擠滿了等著看寶寶的家屬，還有一群護理實習的學生。在護理站當班的是認識的老同事，打聲招呼說是轉診胎盤剝離的孕婦來，老同事趕忙接手，要住院醫師先帶去檢查。「家屬到外面沙發區等一下！」易蓁就被帶走了。

對我來說，這全是以前再熟悉不過的流程。而今，不但角色換成了陪伴者，還加上這幾年在體制外做生產改革，心情異常複雜。

二十年過去了，母院的產房忙碌依舊，處置流程迅速依舊，空間配置完全沒改過。讓易蓁自己進檢查室，我心裡滿是不捨，深知這不是太友善的就醫環境，大家都以效率、安全為第一目標，順勢生產裡常提及的「溫柔」，不是這兒會出現的形容詞。

沒多久，同學阿助來了，診察後和我討論易蓁的治療計畫，將留在喧鬧的產房待產室嚴密觀察，打類固醇刺激寶寶肺部成熟，以備隨時有可能要剖腹，上硫酸鎂點滴安胎，爭取些時間讓類固醇發揮效用。

「吳易蓁的家屬！」護理站呼叫，我和 Dumas 趕緊進去。老同事看到我，把我拉到一邊去：「在生氣了啦！問她基本資料都不回答我啦！」接下病歷，「我來完成。」我說。

站在易蓁的角度想，本來就因為出血緊急就醫而擔心著自己與胎兒的狀況了，住院醫師診察問診一次，實習護生又來問一次，當班的護理師再來問第三次時，任誰都會失去耐心。

以往困在白色巨塔中的我，即便有所覺察，也難以改變行之有年的流程。跳脫體制後，我覺得自己給得起更好的照護模式，也做到了，卻對數十年如一日的母院照護模式無能為力。大醫院沒辦法注意到這些細節嗎？愈是危急，愈需要溫柔照護每一個細節。

隔天上午，我抽空到醫院看易蓁，護理師說她被推去二樓門診照超音波，Dumas 剛好回家處理事情，沒人陪，我趕緊去超音波室找人。

超音波技術員也是熟面孔，但認不出我，自我介紹後她趕緊要把探頭讓給我，我很不好意思地拒絕了，和她一起討論昨天事發初期照的影像。看來血是止住了。

回到產房，主治醫師解除了禁食的醫囑，我也鬆了一口氣，晚一點或許應該就可以轉一般病房了。「說不定穩定下來可以出院，還是可以順勢生產！」我樂觀地想著。

「鈺萍，fetal distress（胎兒窘迫）！我們要C／S（剖腹）囉！」

離開醫院沒幾個小時突然接到阿助的電話，我一邊和易蓁的哥哥們聯絡，立馬往醫院移動。「胎盤還是撐不住了哪。」心裡這麼想著。

進了醫院直上七樓手術室，找到 Dumas 的同時，也看到推著保溫箱的護理人員在呼叫：「吳易蓁的家屬！」保溫箱裡，寶寶用無辜的大眼直視著我。兒科醫師說寶寶情況很好，不用插管就可以維持不錯的血氧濃度，「類固醇發揮作用了！老天保佑！」心裡滿是感恩。

「我可以幫她拍張照嗎？」Dumas 用顫抖的聲音問。好想抱抱他，這漫長的二十四小時他一直撐著，如此突如其來的轉變，他一定嚇壞了。「再來就等易蓁囉！」

坐在開刀房外的椅子上，我盯著「手術中」的名單。周六在M醫院的常規刀是半天，眼見「手術中」名單一一跳到「恢復中」，易蓁卻一直停在「手術中」，不禁擔心了起來。後來問阿助才知道，原來是胎盤剝離時，身體的血小板都跑到胎盤凝血了，血小板數值降很低，叫了血來輸。

易蓁後來對我說，她術後好長一段時間都覺得寶寶還在肚子裡沒生出來。緊急剖腹產從準備到下刀在十分鐘內完成，可說是M醫院婦產科一直有的超強能力，我們以前都這麼被訓練的。是不是在太迅速的過程中來不及搞清楚一切，所以覺得寶寶還沒被生出來呢？

甚至事後諸葛地想，既然寶寶呼吸很好、無需插管，若出生時不急著進保溫箱，而是與媽媽肌膚接觸一段時間再進加護病房，媽媽與寶寶的生理狀況會不會更好？

對於母院的救援，讓易蓁母女均安，我心存感激，但我們有沒有可能將溫柔喚回大醫院的體制，有更人性化、更細緻的處理流程與方式？

對我來說，順勢生產是尊重產家生產自主權的照護方式，所有的處置在允許的情況下，應該都是經過雙方討論與理解的。而在醫院工作的朋友們，即便認同順勢生產的理念，常以體制難以撼動而沒有作為。另一方面，由於順勢生產總被貼上不進步、危險的標籤，被摒除在體制之外，選擇順勢生產的產家常常要面臨與家人的溝通，甚至是衝突。

然而，我們現在爭取的順勢生產模式，在丹麥所有醫院都是照護常規，即使是哥本哈根最大醫學中心的產房，水池也是標準配備。正常低風險的產婦由助產師照護與接生，若產程有問題，就呼叫醫師共同照護。

當時帶我們參訪的醫師說：「醫師接手，只表示產程需要啟動與醫師的共同照護，並不表示就要剖腹，一切照護原則還是以陰道產為第一目標，所以在醫學中心裡，並不會有比較高的剖腹產率。」組織效率與安全，與產家的自主，是可以不互斥而共存的。

如今，好孕團隊以丹麥模式為基礎發展的醫師與助產師共同照護模式已逐漸穩固，但我更期許能在台灣漸漸尋回體制內的溫柔，讓所有的產家無論選擇在哪裡生產，都有醫病雙方相互尊重的照護方式。

另一方面，易蓁在生產幾年後，因身體痠痛不適接受結構治療，意外發現了身體構造的扭轉，而這很可能就是當年只是輕輕跌坐在地上卻造成胎盤剝離的原因。

兩傳老師常說「所有的錯位都是一種旋轉」，我的領悟是「所有的錯位都可能提高懷孕與生產的風險」。好孕團隊將繼續努力解開這些旋轉，讓所有的身體回到正位，降低孕產風險。

尋回母親的名

母子均安就是最大的成功，
沒人注意到生產過程對母親造成的巨大創傷。

對於女性來說，運用自身的力量意謂擁抱自己的個體性、保護自己的心靈能量、平衡的施與受。已經療癒的女性是擁有自我覺知、獨立的女性，她能夠去愛，而且不否定自己，她在與伴侶、子女、朋友或同事的關係中，享受愛與連結，與此同時，她也在與自己的關係中，在發展自身之獨特天賦及才能的過程中，在接納豐盛、創造自己人生的過程中，發自內心地享受。

——《內在女性的覺醒》，Pamela Kribbe

「陳醫師，第二胎 near full（子宮頸接近全開）囉，助產師也到了！」

掛上電話，騎上腳踏車猛衝。第二胎，一下子就會滑出來了呀，我得騎快一點，心裡這麼想著。

當時工作的診所在林森北路上，凌晨一點多正是熱鬧的時段，騎著腳踏車狂奔，空氣中滿是路邊小吃攤燒烤的味道，酒客們來來去去，並排的計程車考驗著我的騎車技術。

腦中閃過動畫《神隱少女》中困住千尋爸媽的小吃街畫面，現代化生產裡各種的檢查與醫療介入，就像炫麗的燈紅酒綠，讓人迷失。失去自主性的生產，讓女性經歷過生產之後，忘了自己的名字、失去自信，或許花上一輩子，都還在不夜城之中尋找。

幾個月前的產前教室裡，當我說到：「大部分醫療院所的生產現場注重標準流程、講效率，以安全為理由，產婦們待產的過程，被動地接受一種用文明與科學包裝的暴力，沒有商量空間。」台下的小緻想起第一胎生產時所受的傷，眼神充滿恐懼，臉揪成一團。

我對著台下的她說：「讓我們用第二胎的經驗，來修補第一胎的傷，好嗎？」

小緻的第一胎在醫學中心生產，待產過程除了灌腸、點滴、固定在床上裝監視器這些基本常規，生產時催生、壓肚子、剪開會陰、真空吸引……種種醫療介入全都用上了。她極力拒絕，卻沒有人願意聽她的。母子均安就是最大的成功，沒人注意到生產過程對她造成了巨大的創傷。

那次生產讓小緻失去了自信，覺得自己「不會生小孩」。生產的場景常常出現在惡夢裡，讓人分不清是現實還是夢境。宗教信仰的關係，她不能避孕，有懷孕就要生下寶寶，但第一胎的創傷經驗讓她對生產充滿了恐懼，於是積極尋求資源，想知道台灣有沒有不一樣的生產方式。而更多經歷過「生產創傷」的婦女，發誓再也不生下一胎。

我換好刷手服走進生產房時，小緻已在助產師的協助下進入水池，先生蹲在水池旁陪著。每次宮縮都伴隨著小緻極度驚恐的叫聲，那聲音有害怕、有恐懼，還有悲傷，接生以來不曾聽過這樣的叫聲，幾乎可用淒厲形容。若不是接生者的使命感上身，我應該會比產婦更早崩潰。

和助產師一起協助小緻變換姿勢的同時，我們不斷鼓勵她「你是安全的」、「我們都會陪著你」、「不怕，不怕！放心讓寶寶下降喔！」——這樣的狀態維持了兩個多小時，直到所有的創傷統統釋放完畢，寶寶才誕生在這世上。

產道這最後三公分，對一般經產婦來說，通常是眨個眼的距離，可能只需三秒鐘寶寶就滑了出來，對小緻來說卻成了世界上最遙遠的距離，經歷了將近三個小時。

大家對於「產後憂鬱」並不陌生，卻可能沒聽過「生產創傷」。

在《創傷的生產》（*Traumatic Childbirth*）一書中，Cheryl Tatano Beck、Jeanne Watson Driscoll 和 Sue Watson 三位作者累積了近二十年臨床經驗，提出因為「生產創傷」造成的「創傷後症候群」如何影響著產後壓力情緒的發生，也會對哺乳、母嬰關係、第二胎的生產決定和伴侶關係造成影響。與此同時，作者提出評估方式，並試著用行為治療來處理這類創傷。

這是過往我不曾關注過的面向，一直到做順勢生產，因為沒有藥物介入，產程進入活動期後，隨著催產素的大量釋放，腦內啡也來到高點，產婦會進入類似催眠的狀態，所有的創傷經驗亦將隨之釋放。

若第一胎的生產過程是創傷的，這時就會進入「大魔王」狀態，我和助產師必須 Hold 住，讓產婦知道自己是安全的、明瞭這一次生產「不一樣」，也必須等到逐漸釋放恐懼與創傷記憶之後，產程才會恢復進展。

接生了幾個這樣的產婦之後，我開始思考如何更穩定地支持產婦？有沒有辦法在孕期就篩檢出有創傷經驗的孕婦？有沒有辦法在孕期就療癒這些創傷，讓產婦在生產時能全心投入？

我們常說，孕產婦需要身心靈全方位的照顧，但「心」與「靈」方面，我們常常沒有覺察，或者就算是覺察到不對勁，也沒有處理的方法。當產程因此受到阻礙時，難道只能剖腹嗎？

我像千尋，想協助產婦找回自己的名字，也想找回屬於女性共有的美好生命經驗。生產，本該無傷。

有感於在產科照護與臨床執行上，心理層面一直被忽視，歐洲科學與技術協會（European Cooperation in Science and Technology，EU COST）一個關於生產跨領域的研究計畫於二〇二〇年七月發表了研究論文〈生產是神經－心理－社會事件：母體經驗整合模式及其在生產時與神經荷爾蒙的關係〉（Birth as a neuro-psycho-social event: An integrative model of maternal experiences and their relation to neurohormonal events during childbirth）。立基於這個研究發現，生產過程中，產婦身體內生性的催產素釋放所引發的神經生物反應，影響了產婦的行為與對生產過程的感受，讓她們與生產連結，以利產程進展。整個過程中，產婦意識狀態自發性的改變是一個重要指標。

這篇論文將生產視為一趟由身體神經荷爾蒙作用促進的「心靈之旅」。「生理性生產」（physiological labor）指的是沒有藥物介入的生產，如此才能觀察到人體的原始反應。而這段旅程共分為六個階段：

一、產程潛伏期：社交、照護與築巢

隨著血液循環與腦中的催產素逐漸增加，行為、感覺與覺知開始改變。產婦因為催產素的分泌，想與家人或摯友維持互動，與他們分享產程已啟動的消息。這時想做家事呈現了照護與築巢反應。隨著腦中催產素的增加，會誘發安適、喜悅與正向的情緒。

二、產程活動期：專注內在，需要支持與築巢

這時產婦會尋求身體接觸的支持與心理狀態的再確認。生產隊友（伴侶、家人、摯友、陪產員、助產師……）所提供的無論身體接觸或言語鼓勵，都能讓產婦相信自己具備生產的能力。這樣的互動更增加了催產素的分泌，可以減輕恐懼、壓力與疼痛。大腦接收交感與副交感兩個系統的訊息，隨著子宮收縮愈來愈強，催產素的釋放也會愈來愈多。

三、意識狀態改變

牽涉了身體許多系統的作用。其中催產素誘發腦內啡的釋放，除了有很強的止痛作用，也會改變產婦的意識狀態。

四、在產程最後「推」的階段，產婦會變得清醒積極

最後階段因為交感神經興奮、腎上腺素分泌的關係，產婦會醒過來變得積極，不同於上個階段的「半夢半醒」。

五、寶寶出生時的喜悅與驕傲

寶寶剛出生時，母親出於本能的清醒，要檢查寶寶是否安好。產後的欣快感來自催產素對腦部的正向回饋，誘發更多多巴胺分泌。此時的催產素是待產時的三到四倍。接著做肌膚接觸，催產素的分泌會持續在高點，也促進了母嬰的依附。這時想和家人在一起是催產素的社交連結面向，催產素產生的抗壓性也可藉由溫暖的環境與身體的接觸而增強。

六、產後：母職的轉換與增能

這時催產素與多巴胺讓身心狀況進入的高潮，任何日常活動都無可比擬。此時產婦的「人格」有重大的改變，自信滿滿地展開「母親」這個新身分。[22]

一旦了解這六個階段的轉變，就知道助產師為什麼能從產婦講話狀態判斷是否進入產程活動期。在活動期期間，伴侶若沒有同步進入同等狀態很容易被罵，連拉開麵包塑膠袋的窸窣聲或特殊氣味都可能惹得產婦勃然大怒。身體碰觸的力道或方法若不對也可能看到產婦最兇的一面。當產婦在收縮間隔秒睡，臉上泛起「催產素微笑」的紅潤，助產師或醫師也跟著笑了，因為那代表離終點線已經不遠。這時，原本再怕冷的產婦都會變得全身發熱。

然後在某一個時刻，產婦變得異常清醒，我們這時常說：「歡迎回到地球！」產婦會認真專注地與接生者配合，推著寶寶前進，寶寶就要出生了！

寶寶出生時的欣快感，高濃度的催產素會透過費洛蒙（氣體荷爾蒙）的型態傳給在場的每一個參與者，「共同沐浴在愛裡」就是這樣的場景，讓產婦愈生愈上癮。「太開心了，我一定要再生一個！」產後肌膚接觸時常常聽到這樣的驚呼。

然而，生產時任何的藥物介入，都有可能影響這六階段的轉變。以硬膜外注射麻藥（減痛分娩）來說，中斷了內生性催產素的分泌，將影響整個神經荷爾蒙系統的運作。生產環境若不友善，產婦無法得到應有的身體接觸與支持，生產時的高壓無法釋放，就有可能因此造成創傷。

好好計畫與準備生產，建立強而有力的生產團隊，讓生產能夠照著這六個階段轉換，就能避免生產創傷的發生。此外，針對前一胎的生產創傷，好孕希望能從產前評估與諮商著手，與精神科醫師合作建立生產創傷的治療模式。

為了能夠更加全方位照護孕產婦，二〇一八年從臼井靈氣的學習開始，我踏上了靈性學習之路。

想學靈氣已經很多年了，原本是和靈氣老師朝朝討論可以怎樣合作，將靈氣的療癒帶入孕產婦的照護之中，朝朝卻鼓勵我「何不自己學起來？這樣隨時都可以運用！」這才下定決心開始鑽研。

療癒是什麼呢？朝朝在課程講義中提到：「療癒就是讓你的身、心、靈回到最完整的狀態，與自己合一，感受到自己與神性本無分別，智慧開展，了悟體會實相。」

我經常開玩笑地說「萍愛世人」，其實是體悟到每個人透過修鍊，回到自己的原廠設定，都可以找回自己的神性。那麼，□愛世人就等於神愛世人，每個人都可以發出愛的光芒。

透過生產時的觀察，我發現產婦身心狀態的呈現，關乎她從小到大被照顧的方式、與人之間的關係、自我的認知與了解，自身的課題在生產過程中赤裸地展現，也影響了與下一代甚至是下兩代（因為配子已經形成）的關係。也就是說，一個療癒而充滿力量的生產過程，是需要從產前就開啟自我探索與進行療癒的。

「在一個幽暗森林的湖邊，我的雙手被取下反置……」每次做頌缽療癒時、做薩滿療癒時，當潛意識進入深層的狀態，我都會先經歷這一段。百思不得其解，直到看到「獵巫時期，有醫療與接生能力的女巫會被切斷雙手」，才懂了累世具有接生天命的自己，被切斷雙手的曾經；懂了累世的任務，就是要連結女性力量，喚醒記憶中的女巫。

麗莎．萊斯特（Lisa Listery）在《女巫：療癒世界的傳奇》（*Witch: Unleashed, Untamed, Unapologetic*）中提到，「身為女性，過去三千年來，我們的歷史遭到修改、被迫沉默和壓抑，甚至被焚燒殆盡。我們應該要挑戰且質疑一切。我邀請你一起思考，你曾聽聞的歷史行動背後，究竟藏著什麼樣的真相？請你用心傾聽世世代代傳承的創傷與因果循環，它們藏在你的細胞裡，不停地訴說真相。請你找出內心呼喚的真相。」

「在過去，『女巫』和『睿智的女人』、『療癒者』，這三個詞可說是相通的，都能夠描述完全經歷流血歲月的睿智女性。多年來，她經由每一次的生理周期累積的智慧，找到了自己的力量寶座，開始傳遞古代知識。女巫／巫婆（hag）曾是指『拒絕臣服或服從父權社會要求』的女人。她們是意志堅強的狠角色。」

尋回女巫之名的我，繼續努力著探索關於生產的一切知識與技術，尤其是那些被排除在西醫產科學之外的女性身體知識與接生技術。願所有的產婦透過這趟「心靈之旅」，都能回想起自己遺失在不夜城中的名字。

第六章

讓我們沐浴在愛裡

生產隊友的養成

我們要組的是一個「生產團隊」，不是「生產啦啦隊」。

二〇一五年底公視的時代劇《一把青》上映，讓已經不太追劇的我，每周乖乖坐在電視前等著收看。原本就是慷粉的我，常常被郭軫與朱青惹得眼淚與鼻涕齊飛，看處長（樊光耀飾）與大隊長（楊一展飾）的各種交手更是過癮無比。當時怎想得到，兩年後竟然參與了處長的生產任務，導引處長的寶寶安全著陸，還在寶寶平安降落之後，和處長蹲在浴缸旁討論胎盤料理的食譜！

瑋伶剛懷孕沒多久就來助產所上課了，一直很努力在準備生產這件事。伴侶阿光因為表演藝術工作的關係，不一定有辦法陪她來，也讓我覺得瑋伶連阿光的那一份都一起努力著。

在生產時由產婦選擇陪伴者是順勢生產相當強調的一件事。畢竟產婦的心理支持是生產過程中很重要的元素。歷年來出現過的陪伴者除了伴侶、大寶、二寶，還出現過父母、婆婆、手足、閨蜜、阿姨、員工、堂表兄弟姊妹……有鑑於發生過幾次陪產者對生產過程不了解而失控的情況，我們後來規定，若陪產者沒和產家一起上過產前課程就不可以進產房，以免造成生產現場的干擾。

由於無法確定生產時阿光能否在場，臨近預產期，我們請瑋伶的媽媽和阿光一起來上助產師嘉黛的產前課程，要是到時阿光無法到場，就由媽媽擔任主要陪產者。再加上瑋伶的寶寶一直是臀位，我們針對是否陰道產做了詳細的討論，以這樣相對複雜特殊的情況來說，讓所有參與者了解生產過程與做好各種計畫，更形重要。

記得阿光第一次陪瑋伶來產檢時，對於需要一起上助產師產前課程的反應是「我不是陪在旁邊就好了嗎？為什麼她生產我要上課？」、「反正就是用安全的方法生下來，她要怎麼生我沒意見。」

這是很常見的伴侶反應，伴侶們覺得「在場」就是最大的支持，無法理解「在場」與「參與」的差別，然而，我們要組的是一個「生產團隊」，並非「生產啦啦隊」。

上過助產師的產前課程後，阿光完全進入了神隊友的狀態，徹底讓人刮目相看，一整個從權威處長變成柔情郭軫！

產前一天我們約在好孕喝咖啡同時再次確定胎位，統整定案生產計畫。阿光在言談間細數對生產流程的了解，我覺得他已經完全準備好了，寶寶也很貼心地選擇爸爸沒有演出，可以陪伴的時間到來。

生產那天，接到瑋伶入院待產的通知後，我早早就到診所待命。畢竟第一胎臀位陰道產風險不小，如何安全下莊，得分分秒秒保持警戒。

老實說，那天的壓力大到有時甚至希望產家中途喊停決定改成剖腹產，但產程進行順利，沒有任何喊停的理由。最驚險的時刻發生在寶寶身體出來以後，收縮的時間拉長了，寶寶的頭卻未如預期地在兩、三個收縮就滑出。現在事後回想那幾分鐘，都不知道自己的心臟有多大，而且當時也顧不了那麼多，只專注於觀察每個細節，做出反應。最後還請助產師嘉黛就「戰鬥」位置，做寶寶若出不來下一步緊急處置的準備。產前的完整準備讓在場的每一個參與者都齊心協力，屏氣凝神地迎接寶寶的誕生。

所幸一切有驚無險，到最後確認每個環節都沒有問題，大家都露出了充滿愛的催產素微笑（oxytocin smile）。

確定一切平安之後，我對嘉黛說：「再也不要接第一胎臀位的陰道產了啦，接生者壓力破表！」說歸說，順勢生產就是會讓在場所有人的催產素同時大噴發，尤其是看到這樣的生產方式在媽媽與寶寶健康上展現的成果，一個新家庭因為生產而凝聚起來的力量，以及伴侶的轉變，更讓人願意一直傻傻地堅持下去。

這是接生以來第一次把自己搞得滿身血（通常是羊水），當阿光說要合照時，我說這樣很嚇人，他卻說沒關係！

回想以往剛當主治醫師時，伴侶陪著進產房並不多見。那時「新好男人」的概念（大抵是現在「暖男」的同義詞）藉由商業行銷廣為散布，大家都說，進產房陪產才是溫柔體貼的「新好男人」。

二〇〇三年在新北市的婦產科診所工作時，第一胎的素雯子宮頸全開、胎頭已下降而被推進產房準備生產時，從入院待產就一直陪伴在旁的智勇趕緊換上隔離衣，表明想進產房陪產。

「先生，確定你可以喔？到時候看到血不會昏倒喔？」護理同仁再確認一次，因為太常發生在產檯上的太太正需要所有醫護全心照顧生產之際，先生卻在一旁昏倒的事情。

「我可以的，絕對沒問題！」智勇非常堅決。他們進了產房，我也同時換好手術衣準備接生。護理師在素雯子宮強烈收縮時，冷靜地發號施令：「好來，素雯你跟著我的速度喔，先閉氣，手抓緊，往下用力……」在一旁的智勇很盡責地扶起太太的上半身說：「來，用力用力，老婆你用力，聽護士小姐的。」素雯在第一次用力之後，在產檯上和智勇吵了起來：「你不懂，你不要說話啦！你這樣完全擾亂我了！叫你不要進來你還進來，陳醫師，你叫他出去啦！」智勇當然是不願意離開產房的。

二〇一五年，我在討論母職的碩士論文研究限制中，反省了從醫以來一直無法處理的、「伴侶」在生產與哺乳中的角色與位置這件事。

以往在產房工作時，「以先生為天」、凡事必問過先生才下決定的產婦常惹得我抓狂，直想問「現在孩子在誰的身體裡？」、「要生小孩的是誰？」，一點都不覺得這是伴侶關係中的尊重，而是父權體制的體現，又或是女性較脆弱需要男性保護的性別刻板印象。

過往的我，其實同樣處於「性別違建」中而不自知，雖然覺得女性應該要為自己的身體、自己的生產擔起責任，但是也同樣無法同理那些進入產房的伴侶因為沒有準備卻被要求「在場」時，那種不知所措卻得硬撐的情況。說起來，那也是一種「暴力」。

場景換到二〇一九年協和婦女醫院婦產科診間。曉晴在產後一周返診，陪她一起來的先生阿和說：「原來生產這麼不簡單，是這麼拚命的事情！」他一直陷在生產那天的情境中，說自己的心情還無法完全平復。

曉晴與阿和的生產，在產程最後發生了胎兒心跳減速、胎兒窘迫的狀況，我們立刻轉往產房拉真空吸引。然而因為產程較長、產後出血較多，曉晴在產檯上一度失去意識，在大家緊急處置下才漸漸恢復。

整個有驚有險、化險為夷的生產過程中，不只產婦拚命，醫護也拚了命地做各種緊急處置。當阿和在一旁焦慮緊張得不知所措，醫師卻果決行動與處理，反轉了許多性別框架。

阿和第一次陪曉晴來門診時，是用由上而下的眼光打量我的，雖然他自己或許沒有意識到。那樣的眼光，我很敏感，那是一種對女性的不信任。

在父權的醫療體制中，非常容易和男性伴侶（與其家人）結盟，對於孕產婦的生產方式與場所的選擇做出諸多限制。對於「女醫師」的不信任，其實是他們家中性別權力不平等的投射。「女醫師在面對緊急狀況時，處理能力會不會有問題？」、「開刀技術可以嗎？」也成了一些伴侶甚至是孕婦的疑問。

在生產選擇上，異性戀夫妻中的「夫」，或是同性伴侶中非孕婦那方，常常要擔起「風險管理」的責任，選擇順勢生產的孕婦總被歸為「過度浪漫」、「不顧風險」、「任性妄為」……在在呈現了生產場域中伴侶關係的性別政治。

產後第一天查房，開門的阿和先是對我深深一鞠躬。然後興高采烈地講述著他如何參與了小孩的出生，太太在那樣的過程如何強大……他看我的眼光變溫暖了，說話有了熱情。於是我知道，這一次的生產，不只女孩成為母親，男孩也成為了父親。

對比於十多年前的素雯與智勇，好孕團隊從生產準備的共同參與就開始醞釀，生產當下在產房看到的，是一對又一對伴侶因催產素的作用一同達到高潮，在滿溢的愛中迎接寶寶的到來。當瞬息萬變的產程遇到緊急狀況時，有產前充分的準備，他們也能好好穩住自己，提供最大的協助，從此不再有伴侶在產程當中昏倒。能夠讓當年的研究限制完全解鎖，於我來說，成就感非常之大。

曾有參與媳婦生產的婆婆在孫女出生後感動落淚。新生命的誕生固然動容，但婆婆說讓她最感動的是看著兒子擔起與伴侶共同生產的責任，孫女出生那一刻，她知道兒子長成爸爸了，有了絕對的承擔能力。有兩個兒子的我，從她的眼淚中，也理解了這份感動。

和大寶一起迎接手足的到來

順勢生產強調全家人的共同參與，包括新生兒的手足。

《未來的未來》是二〇一八年上映的日本動畫長片，講述男孩小訓四歲時，妹妹未來的出生，對他的生活所造成的改變。

關於幼兒教養，大寶對二寶的吃醋行為向來是雙親的挑戰。像小訓母親一樣的全職媽媽兼孩子主要照顧者在準備生產時的為難，卻一直受到忽略。

小訓的母親在生產時請了外婆來陪伴小訓，但爸爸媽媽抱著妹妹未來回家時，小訓就崩潰了。

如果爸爸媽媽帶著小訓一起進醫院，迎接妹妹未來的出生，未來的未來，會不會很不一樣呢？

我自己要生第二胎時，生產前一天的假性陣痛讓我以為產程要啟動了，趕緊帶著大兒子恩恩一起進醫院檢查，暗自想挑戰帶大寶一起進產房這件事。無奈因子宮頸未開被退貨，產程直到半夜才真正啟動。不忍心叫醒熟睡中的孩子，把恩恩交託給我爸媽就到醫院生產了。

恩恩在弟弟出生後沒幾天，新鮮感一過就開始出現退化與攻擊行為，吃醋得相當厲害。即使懷孕時唸了無數次繪本《沒人問我要不要小妹妹》給恩恩聽，各種「預防吃醋」的方法都試了，他還是直到約莫三個月後才恢復正常。雖然現在兄弟倆感情好得很，但回想那幾個月，真是不好受。

籌設助產所之初，我在網路上看到由國際生產攝影組織（The International Association of Professional Birth Photographers，IAPBP）舉辦的生產攝影比賽，參賽的每一幅作品都非常動人，也讓我們見識到在世界不同地方，生產有各種可能性。二〇一八年的首獎作品，小姊姊在透明浴缸旁迎接手足的到來，更是深深打動人心。

順勢生產強調全家人的共同參與，其中自然包括新生兒的哥哥和姊姊。開放大寶陪產也讓我們意外發現，參與弟弟或妹妹出生的大寶，幾乎都沒有退化與吃醋的行為，相較於以往自己生第二胎時的「徒勞」，真讓人覺得好笑。

然而，讓新生兒的手足參與生產對很多產家來說都是很大的罩門。雙親常因自身對於生產的恐懼，擔心大寶參與生產會嚇壞。

大寶就是順勢生產的產家通常比較沒有類似疑慮，我們也會透過助產師的產前課程，把一家人都「準備好」。而在生產現場，大寶的表現常常超乎想像，可能比在場任何人都來得冷靜與優秀。

另一方面，家中的長輩同樣非常需要溝通。

還記得那天早上正帶小兒子去上學，接到診所第二胎接近全開的電話，對小兒子說明要和媽媽一起衝接生了，母子倆就在民生東路上狂奔起來。

抵達診所時，在護理站等候的產婦母親問我怎麼沒先把小孩送去學校，我說：「那誰要幫妳女兒接生？」

請小兒子在護理站等候，我盡速更衣準備接生。沒多久，產婦母親硬是要把原本計畫參與生產的大寶帶走，說不好讓小孩看媽媽生小孩。

「阿姨，不然這樣，您顧我兒子，我顧您的孫子好不好？」

阿姨不依：「來，阿嬤帶你去麥當勞。」

考量已經看得到胎兒的頭，那時無暇顧及阿嬤，得專心接生，大寶就這樣被帶走了。

而大寶只要「在場」就不會吃醋的神奇，即便大寶睡著了都有作用。

妊娠高血壓的彩虹媽因為沒有其他親友可以協助，一家人從待產就一直在一起。那夜因為彩虹媽的血壓節節高升決定開刀時，大寶小彩虹睡著了。我們討論之後，決定讓爸爸用揹帶揹著她，隔離衣套在外面，一起進開刀房陪產。

這是我接生以來第一次讓大寶進開刀房，當時不知道這樣能否達到共同參與，後來爸爸也揹著睡著的大寶，抱二寶跟媽媽肌膚接觸。

彩虹媽在二寶滿月時回診，我問：「回家後大寶還好嗎？」

「ㄟ……她好像有點失落……」她說。

「怎麼說？」我問。

「她對弟弟是沒有敵意啦，只是好像覺得媽媽比較少陪她，她有點難過和失落。」

我有點興奮地追問：「雖然她當時睡著但回去還是比較能接受弟弟？」

彩虹媽在臉書上這樣分享：

我有點不確定小彩虹算是可以接受？

不過她真的對弟弟沒有敵意，她總是想抱弟弟、跟弟弟說話、弟弟哭或是睡覺時幫他拍拍。

陳醫師說在她這邊，大寶有經歷陪產的過程，回家比較不會有敵意和退化行為。把小孩託親友長輩，生之後才到醫院看媽媽和寶寶，據說比較容易對寶寶有敵意。

像我們這次從宮縮前往醫院待產、血壓太高被留在醫院、中醫師調整結構急診、午夜血壓再飆高改剖腹產、手術完轉回病房，所有過程小彩虹都在旁邊。

我自己的想法很簡單，小彩虹雖然還小，但她也是一分子，我不想讓她覺得「爸媽要忙就把她丟給誰誰誰」。

所以事前我會先跟她溝通、預告，

「之後媽媽要生 baby 的時候，會比較忙，可能比較不能照顧到妳哦，但是妳可以陪在媽媽旁邊一起，我們可以牽牽，好嗎？」

通常她都會似懂非懂地說好，

噢，也要謝謝老公願意支持我的選擇。

陳醫師自己也提到，她生二寶家人帶大寶到醫院，初次看到弟弟時也是很興奮，但回家還是經歷了三個月的敵意和行為退化，讓她當時非常頭痛。

看到小彩虹每次搶著想照顧弟弟，或是在一旁對洋娃娃學我幫弟弟洗屁屁、換尿布，就覺得很可愛又有點好笑。

用「真食物」種一個小孩

所有的營養素是協同作用的。
大自然並不笨，營養補充品優於全真食物者，
幾希矣！

讓我們了解胎兒發展所需的重要營養可以從哪些天然豐富來源的食物中獲取，而非吞下大把的藥丸。[23]
畢竟，所有的營養素是協同作用的。大自然並不笨，營養補充品優於全真食物者，幾希矣！[24]

——《Real Food for Pregnancy》，Lily Nichols

「陳醫師，懷孕之後我小腿常抽筋，是不是鈣質補得不夠啊？」

產科門診常有孕婦帶著一堆正在吃的補充品詢問我是否可以吃，尤其是初期懷孕。我總是請她們不要拿出來，我拒絕為這些商品背書，但經常提醒她們重新檢討自己的日常飲食習慣。

孕婦需要增加的營養量比大家想像的少很多，「缺乏模式」是被商業行銷建立起來的。我自己懷孕時因為嚴重孕吐，回頭省視自己與食物的關係，漸漸成為「真食物」（real food）的信奉者，體會「We are what we eat」。成為全職媽媽後，為了準備孩子們的餐食，則重新理解「從農場到餐桌」的過程。

Lily Nichols 的《Real Food for Pregnancy》是好孕團隊二〇一九年讀書會的選書。作者一開篇就提到，「大家都以為孕婦該吃什麼應該問醫生，其實大部分醫師在訓練過程中，對於營養並沒有特別的學習。」這點可說是千真萬確，醫生只知道看病嘛！運動也是，若沒特別鑽研，醫生在飲食與運動建議上其實很難給予「專業」意見。

大家都知道植物生長需要陽光、空氣、水分與土壤，而孕育新生命的過程，其實就是在「種一個寶寶」。《Real Food for Pregnancy》希望孕婦們都能從天然食物中攝取寶寶生長所需的營養，我們怎麼吃，寶寶就怎麼長。如果所有營養都靠所謂的營養品，那會養出怎樣的寶寶呢？

現今眾多食品加工產業的行銷下，近代生活的飲食建議經常跟著廠商利益跑，就像前文提及的，推動母乳哺育要與配方奶廠商相抗衡，於是有了規範行銷的〈守則〉。那麼，一般人的飲食呢？我們從何時開始，失去了判斷自己該吃什麼的能力？

孕婦該控制的不是體重，在我門診產檢的孕婦都知道，除非體重變化太誇張，否則我不太在意體重增加多少。「控制」這個概念也是有害的，有「控制」就會有抵抗。該注意的是飲食習慣與飲食內容，該調整的是生活習慣與身體。

大家知道低脂飲食缺乏維他命A、鐵、鋅這些重要元素嗎？大家知道補充的葉酸、鐵劑，生物吸收利用率遠不及天然食物嗎？大家知道富含飽和脂肪的天然食物其實富含各種人體需要的營養素嗎？

所有的營養素，過與不及都會造成問題。「孕婦缺鈣」是很多人有的迷思，《Real Food for Pregnancy》的作者提到，她很少建議孕婦補充鈣。因為鈣與其他營養素非常不同，孕婦的鈣質需求並不會因為懷孕而增加，而且大部分女性從食物中就已獲得足夠的鈣質。根據美國的統計（意指標準美式食物，也就是不健康的飲食），十八到三十歲美國女性平均從飲食中獲得八百三十八毫克鈣質，三十歲以上的女性數值更高，所以孕婦並不需要額外補充鈣質，更何況懷孕時期小腸對於鈣質的吸收率是非孕期的兩倍。

常見的反而是「鎂」的缺乏。根據美國的統計，四十八％美國人飲食中的鎂攝取不足。這種不足在孕婦族群中尤其常見，補充過量的鈣質甚至會加重鎂的缺乏。通常鎂不足並不會造成症狀，但小腿抽筋是個提醒，而且鎂的補充對於子癲前症的血壓控制、孕吐和便祕都有幫助。

天然食物中含鎂的包括：海帶、綠色蔬菜、南瓜子、巴西堅果、葵花子、芝麻、杏仁、腰果、奇亞籽、酪梨、無糖可可粉（或黑巧克力）、骨湯，以及綠色香草像是韭菜、香菜、巴西里、薄荷、蒔蘿、鼠尾草、羅勒等。要特別注意的是，使用殺蟲劑會降低土壤內的鎂含量，以致於許多農作物的鎂含量是不足的。

鈣同時也會影響鐵質的吸收。

孕期因為母體血液容積增加的緣故，鐵質需求是非孕期的一．五倍。缺乏鐵質會提高早產與低體重兒的風險，也會影響母體的甲狀腺功能，進而影響胎兒的神經系統發育，不可不慎。然而，鐵劑的補充是兩面刃，鐵劑的吸收率通常不盡理想，還有讓人無法承受的副作用，像是便祕、噁心、胃灼熱。

葷食是較好的鐵質來源，既好吸收又無副作用，葷食中的鐵較植物中的鐵質吸收率多了二至四倍。最佳的鐵質來源是肝臟與其他內臟，其他來源像是紅肉、牡蠣、沙丁魚、雞爪、雞腿等。

增加鐵質吸收有好幾種方式：一、和富含維他命C的食物一起吃。二、在料理中加入「酸」，比如糖醋、加上番茄醬、和柑橘類一起烹調。三、避免將富含鐵質和富含鈣質的食物一起吃，因為兩者在腸道的吸收是互相競爭的。四、用鑄鐵鍋烹煮食物。有研究指出，將不含酸質的食物放入鑄鐵鍋料理可以增加五倍的鐵，若再加入酸質食物如番茄，鐵質含量可以增加二十九倍！

除了孕期的營養，因為哺餵母奶的關係，在產後病房或產後護理之家內，媽媽們的床頭櫃常見卵磷脂與黑麥汁，或是一些強調發奶的健康食品。近年隨著哺乳率的上升，和哺乳相關的商品也愈來愈多。

然而，媽媽們為了給寶寶天然的食物而哺餵母奶，與此同時卻不斷補充加入許多人工添加劑的「發奶聖品」，該如何處理背後巨大的焦慮與擔憂呢？

許多卵磷脂商品宣傳單都把傑克·紐曼醫師的衛教資料拿來當作宣傳：

卵磷脂是一種食物添加劑，對一些媽媽來說，可以預防乳腺管阻塞。其作用的原理是增加乳汁中多鏈不飽和脂肪酸的比例，減少乳汁的濃稠度。它是安全的，不貴，且對一些媽媽們有用。劑量是每次一千兩百毫克，一天四次。[25]

於是乎，好多商品都直接針對預防乳腺阻塞推出了一千兩百毫克劑型，但紐曼醫師的原文是「可能有用」——lecithin is a food supplement that “seems” to help some mothers prevent blocked ducts——並非常規補充。

卵磷脂的作用原理是改變乳汁的脂肪構成，讓乳汁稀一點，預期這樣乳腺比較不會阻塞。在網路上和媽媽之間傳開後，演變至今成為「有吃有保庇」，很多媽媽甚至從懷孕就開始吃。

找尋醫學實證的過程中看到一份研究指出，動物內臟裡面的卵磷脂很多，驚覺月子餐當中吃的麻油腰子極有道理。因為不認同並反抗商業化經營的月子餐，我坐月子時怎樣都不願意吃，請幫我坐月子的母親不要特地煮月子餐，和家人一起吃平常的食物就好。外婆知道後一直唸，有天硬是提了一副腰子來家裡。那是坐月子第一次吃到腰子，也是最後一次。

生了兩胎我都正常吃，母奶也都足夠，覺得小孩愈生、身體愈健康，更加覺得月子餐的不需要。

讀社會與科技研究所期間參加ＳＴＳ研討會，中研院雷祥麟老師以「家庭主婦是廚房裡的藥師：莊淑旂中醫師、性別認同、東亞的傳統醫學」（Housewives As Kitchen Pharmacists: Dr.Zhuang Shuqi, Gendered Identity, and Traditional Medicine in East Asia）為題，分享了關於莊淑旂中醫師的研究。講座最後，雷老師說：「如果我們對莊淑旂只停留在兩百刷的暢銷女醫師作家，或『就是一個女中醫師嘛！』這樣，很多東西就看不見了。」

聽完雷老師的研究後，我覺得自己應該重新理解「食療」博大精深的道理，也應該跳脫對商業促銷的不耐，認真研究食物即藥物的真諦才對。畢竟我坐月子時吃的雖不是月子餐，卻是媽媽煮給我吃、從小吃到大「媽媽的味道」。那代表了深切的情感，與兩代之間母職的傳遞。

雷老師也說，在現代生活裡，「家庭主婦」消失得比中產階級還快，代表著自己煮食的迅速消失，代表著家庭餐桌上擺的，可能都不是從食材開始準備的煮食。我們與食物的關係，已經大大不同了。

我常對孕婦說：「懷孕想吃什麼就吃什麼，那是小孩想吃，不是你想吃。」因為不同孕期，寶寶需要的營養素比例不同，母親喜歡吃的東西會依孩子的需求而改變。

對比於產科教科書中制式化羅列孕婦所需的營養，幾周應該增加多少合理體重，自己懷孕之後才知道，那真的離女性的身體經驗太遠太遠了。舉例來說，我兩次懷孕後期都很想大啖牛排，正是因為寶寶後期成長需要大量蛋白質與鐵質的緣故。

事實上，寶寶在媽媽體內就已經開始吞羊水，認識媽媽所吃食物的味道，對「媽媽味道」的依戀是從娘胎就開始的。孩子出生之後如果吃的是配方奶，家庭食物又都是外食，我不知道孩子們「媽媽味道」的依戀會是什麼。

麥可．波倫（Michael Pollan）的《烹》（*Cooked: A Natural History of Transformation*）是一本我很喜歡的書：

> 有關食物，巴舍拉在《水與夢》中並未多寫其他內容，對於燉菜和湯，更是隻字未提。不過依我看，這些食物應該都符合他想像中的「乳汁」——一如滋養生息的大海，是種生活環境，魚在大海中就像母親懷中的嬰兒，所需或所欲者一應俱全，無所匱乏。在鍋中成形的滋養之液，一開始是稀薄又透明的水，當物質和風味被吸收並擴散後，汁液變混濁，顏色也變了，最終成為多少算完整且肖似乳汁的食物。至少在想像當中，這

樣的烹調有如物質的聖餐變體，只是這一回並非將水變成葡萄酒，而是變成同樣神奇的事物：乳。

波倫好厲害，寫煮湯完全就是母乳分泌過程的轉變。

那麼，有哪些食物富含卵磷脂呢？乳腺容易阻塞必須先從哺乳的觀察找出問題，而不是一味地補充卵磷脂。

飲食除了提供營養與健康，也富含文化與儀式，組成元素複雜。「好好吃飯」的學問可是很大的，代表了一種「好好生活」的決心。好孕團隊於二〇二〇年補上了營養師諮詢這塊拼圖，期待每個家庭從孕期就開始享受生活。希望每個產家都能從孕期就開始醞釀屬於新家庭的味道，並透過羊水傳遞給胎兒，一點一滴地為孩子的飲食習慣打根基，也為健康打底，我們相信將非常值得。

孕產婦可以喝咖啡嗎？

曾與懷孕的好友相約到咖啡館喝咖啡聊天，店家不敢賣咖啡給她，我只好表明「我是婦產科醫師，請給她點咖啡，我會負責」。也有很多朋友對我說，她們挺著肚子到咖啡館喝咖啡時，不是被店員勸退，就是旁人會有意見。也遇過很多女性朋友懷孕後就不敢喝咖啡，餵母奶也不敢喝。

當我說：「只要不過量就好，要讓自己開心啊！」她們那種如釋重負的笑容，每每讓人心疼。

這社會對於孕產婦的飲食與生活有太多迷思，限制了孕產婦維持「正常生活」的權利。其實孕婦的限制沒有那麼多，很多穿鑿附會，讓孕婦們一懷孕就陷於愁雲慘霧之中。

醫學文獻中提及，孕婦或哺乳媽媽一天攝取的安全咖啡因量是兩百五十到三百毫克，美國婦產科醫學會的建議量是兩百毫克。也有文獻報告指出，哺乳婦女一天喝五杯咖啡還是安全的。

咖啡因為品種不同、沖煮方式不同，一杯咖啡的咖啡因含量往往差異極大，所以用杯數來算並不準確。以七克的細研磨咖啡粉，一比一．五的水粉比，萃取二十五秒的義式濃縮咖啡，咖啡因大約是七十七毫克來算，一天喝三杯都還是安全的。

當然，咖啡的來源、處理方法與品質環環相扣，可以「溯源」的咖啡，才有保障。

量是一個問題，但我更在意「為什麼喝？」

如果是因為工作生活的忙碌需要靠咖啡提神撐著，那是對自己體力的壓榨、心靈的摧殘，當然不好。但若是好好靜下心來品嘗一杯咖啡，給自己一段澄淨的時間，與自己對話，有益身心健康，有何不可？

產後因荷爾蒙濃度變化劇烈而引發的頭痛，若不是因為服用藥物或其他血管疾病所造成，喝咖啡其實也有用。市售的止痛藥許多都添加了咖啡因，與其吃化學合成的，不如開心享受一杯好咖啡吧！

用一杯咖啡的時間聊生產

做愛需要怎樣的環境，
生產就需要怎樣的環境。

我們知道，在各種前現代社會中，女性的生育、還有不少關於女性身體與病痛的照顧，常是由女性本身來掌握。關於生育，西方最有名的就是關於「gossip」的說法：它指的是年長而有接生經驗與知識的婦女小團體，常以經驗豐富的產婆為中心，在鄰近的婦女生育時，圍繞著她而進行照顧的醫療／儀式圈子。但是這種 gossip，在西方近代醫學崛起（配合著純男性的醫學教育）、男性助產士與男性產科醫師大幅發展之後，就逐漸被擠壓到邊緣，於是產婆逐漸消失，而女性身體的照顧與醫療，也開始由男醫師全面接管，而gossip一詞，反而演變成女性閒聊小道消息的通俗意義，相當諷刺。

——《亞細亞的新身體》，傅大為，八十五頁

好孕在建國北路舊址的第二年，咖啡師兼烘豆師竹竹成為我們的工作夥伴，於是有了專業咖啡師站吧的「好孕媽媽下午茶時間」，希望能再度啟動「gossip」女性互助圈的運作。成立工作室的初衷，原本就是希望有別於醫療院所的冰冷與制式化，讓女性有一個可以放鬆交心的空間。

後來打算成立助產所，工作室原本的空間不敷使用，尋找與規劃新地點時，受到日本長照咖啡館的啟發，我腦中浮現了開一間「有咖啡館的助產所」的念頭。

在日本神戶有一棟民宅也似的房屋，掛著「生活保健室」這塊牌子，它卻是「和諧咖啡館」。而在日本富山也有一間茶屋，雖然醫師會在這裡看診，不過多數時間卻是社區居民交流的場所，這是「物語診所」；就在物語診所周邊，「宮の森咖啡」悄悄坐落在此，正是因為物語診所的存在，宮の森咖啡才決定落腳此處。[26]

宜蘭羅東的玄野屋園區微妙融合了咖啡店、冰店、診所、長照據點，「園區提供老人長照及醫療服務，花店、咖啡店、冰店則讓整個空間變得更柔和、更自然。」園區內維揚診所的陳英詔醫師說，許多客人本來只是來吃蛋糕、喝咖啡，但看到長照醫療服務，自然而然便會開口詢問，「整個過程很自然地發生，而不是刻意營造照顧老人的印象。」許多照護者咖啡店過於刻意，導致長者喝咖啡也喝得不輕鬆。他希望園區成為老人平常走動的場所，沒事就來這邊坐一坐。[27]整個團隊執行的目標，就是希望連結長照與在宅醫療資源，讓長者可以在社區終老，在家度過最後的日子。

現代人大部分理所當然地認為出生與死亡都應該發生在醫院，在家出生的我可不這麼想。

生產原本也是「發生於家裡」的生活事件，我們推動順勢生產的一大初衷就是為了降低醫療介入，讓「正常的回歸正常」。如果能讓助產所是一間人人可以來的咖啡館，不但可以讓孕產婦有持續交流的空間，一般人也可以進一步認識不同的生產選擇。

一開始找地點時，怎樣找都不甚滿意。仲介丁先生問我：「陳小姐，不然你告訴我你心中的圖像，你想要怎樣的地方當助產所？」

想起工作室幾年前剛成立時，去台中上咖啡好友 Scott 的開店課，Scott 提醒想要創業的我們，在籌備過程中，心中要有藍圖，想得愈細節愈好。

「我希望是老房子的一樓，然後必須有院子。」我這麼對丁先生說。

對老房子一直有莫名的執著，一樓是為了方便孕產婦和孩子們進出，院子是希望產婦在待產時有空間可以走走。只不過說完後自己都覺得這願望在台北不可能實現，我的預算不高，在寸土寸金的台北市談何容易。

正所謂「當你決心要做好一件事情，全世界都會幫你」，隔天我就接到丁先生的電話，要帶我看兩個符合需求的點。其中一個不只有院子，產婦待產時還有一整座大安森林公園可以散步！

另一方面，自從好友麗雯與我分享丹麥 Herning 醫院的產房改造計畫之後，我就把 Herning 醫院產房的照片當成我私人臉書的封面照，期待有朝一日能夠付諸實現。[28]

該計畫源於一位建築師在陪太太生產時，覺得醫院的產房設置過於冰冷，於是對醫院提出產房改造建議，希望產家們在醫院的生產環境可以更像在家裡。這個計畫於二〇一五年啟動，並由 Aalborg 大學、Northern Jutland 大學的研究單位收集了六百個在這類環境生產的個案進行研究，論文已於二〇二〇年發表。[29]

如此以產家為中心的照護邏輯與環境設置，造就了許多良好的生產經驗。該研究引用「Healing architecture」與「snoezelen」兩大概念，前者強調人是與環境互動的，一個療癒的環境設計應該把使用者的五感全部考慮進去。後者又名 controlled multisensory environment（ＭＳＥ），原本是用於自閉症、發展遲緩、腦傷等患者的輔助治療，將其置放於一個設計過的房間，裡頭是舒服的，可以刺激感官，讓感覺傳導平衡。研究結論發現，醫院環境的設計對於使用者的身心都有正向影響，這樣的設計包含了以產家為中心的多種面向。

台灣一般醫療院所的待產室與產房長什麼樣子呢？

孕婦有產兆之後到婦產科檢查，通常會被帶到檢查室，很多婦產科的檢查室就是待產室。由於待產期間需要持續監測胎心音，因此孕婦就會被要求固定待在床上，通常連下床都不行。待產室通常不會太大，常常沒有洗手間，所以得在床上解決一切。

若產程進展到可以生產了，孕婦才會被推進產房，一個像手術室般的房間（在較小型的醫院或診所裡，通常就是和開刀房在一起）。產檯是這個房間的主角，圍繞在旁邊的有器械檯、真空吸引設備、小兒急救暖床，天花板上有一個巨大的手術燈。房間通常是明亮的，還有永遠會讓人冷得發抖的空調。

上了產檯後，產婦只能維持一個斜躺的姿勢，雙腳被架在腳架上張開（大部分還會綁上約束帶），產檯兩旁有把手。子宮收縮時的口令是「來，媽媽吸飽氣喔！我們像划船一樣閉氣用力往上拉……」遇到收縮較弱、用了減痛沒力氣分娩，或是不懂得如何「用力」的產婦，通常還會有一個助手從產檯側面推肚子。

我住院醫師第一年的產科訓練時，推肚子是我最得意的「技術」之一，主治醫師們看到我值班都會露出心安的微笑——那是莫大的肯定。

如此種種的產房，是以接生者為主角的設計，一切以接生者的效率與方便為考量。

二〇一七年規劃助產所內的空間時，我把丹麥的產房改造計畫與建築師分享，打造了好孕助產所的夢幻產房。雖說在家是最舒服的環境，都會生活因為空間較小或與人共用，我還是希望助產所能有一個舒適的生產房間提供產家使用，也可以做為大家改造產房的示範。

怎樣是一個良好的生產環境？若用催產素要正常發揮來想，「做愛」需要怎樣的環境，生產就需要怎樣的環境。

除了床和浴缸，房裡的療癒元素包括了隨時可用的馬桶、讓伴侶與大寶休息的榻榻米大床、舒適的浴缸。我用木質衣架當點滴架、一般家用木質餐車、木質病床……連防水地磚都選擇木紋，在在希望產家有一個舒適溫馨的環境，沒有一絲一毫與醫院的連結。

在丹麥，他們將所有醫療元素藏在一面櫃子裡，有需要時拉開櫃門就可立即取得。我們將醫療元素收在產房對門的小空間中，需要時才開門使用。

又想到自然生產大多發生在傍晚以後至隔天清晨的時間，這是寫在人類基因裡的，因為以往穴居與採集的生活，傍晚以後外出的人才會回家，此時村莊裡的人力充足，生產死亡率最低。晚上外面黑黑的，沒什麼風景，那就用三面投影來「創造風景」吧！Herning 醫院的產房將投影機藏在天花板裡，我們的天花板不高，為了不造成壓迫感，在建築師與工程師的討論之下，決定將投影機外露。

另外，房間不需要太過明亮的燈光，可以來點讓人放鬆安心的香氛，音樂是從懷孕時就建立好的歌單，陪伴的是讓人安心的伴侶與助產師。不限制活動，可以坐產球、與伴侶「慢舞」，累了再躺回床上歇歇，或進浴缸泡個水放鬆一下。

到了將與寶寶見面的時刻，在眾人支持下，隨著子宮收縮一波波的浪潮，無須閉氣用力，只需專注在自己深沉而穩定的一呼一吸間，讓寶寶一寸寸地滑出產道，然後，全場的人將共同達到高潮。

就這樣，在產家兼好友兼咖啡館經營者的凱西與小倩協助規劃，高中同學建築師賴永恩付諸實行之下，好孕助產所裡的咖啡館開了起來。曾有產婦點了咖啡與甜點，餐點還沒上桌就進了產房生小孩，生好再繼續吃。第一次站在助產所門口把一手抱著新生兒、一手牽著大寶的產婦送上車回家時，我更是熱淚盈眶，因為這正是當初規劃助產所時心中浮現的畫面呀！

可以想像在咖啡館裡生小孩嗎？走一趟好孕，你將有更多體會。

「我不是在咖啡館，就是在去咖啡館生小孩的路上。」

隔了十年生第二胎的產婦，滿月檢查完若有所失。

「醫生，那我以後都不用來找你了哦！」

「嗯！除非……」

「再生一胎！」我們異口同聲，一旁的先生聽了嚇一跳。因為產婦一副下定決心，為了來看我要繼續生的樣子。

類似的對話，在我的診間並不少見。生小孩會上癮的喔，需要戒斷！

結語

母親，宇宙的大無限

日前看了小說《小婦人》改編的電影《她們》，現在雖然活得很「喬」，小時候的志願，曾經是很「瑪格」的——長大結婚組織家庭，生小孩成為一個好母親，再合理不過的未來藍圖。

我出生的一九七〇年代台灣正值經濟起飛，大量女性投入職場，「鑰匙兒童」不斷增加。「放學回家一定看得到媽媽」讓我很多同學們為之羨慕不已，「在家出生」、「喝母奶長大」這些愈來愈少見的生產與育兒方式更讓我成為少數。

因為從小與母親有良好的依附關係，我立定了將來一定要成為一個「好媽媽」的志願，但這不可能寫進每學期都要交的〈我的志願〉裡，因為「母親」對大家來說從來就不是一個「職業」。媽媽讀的學校可是「台中市立家事職業學校」啊！

打理一個家，從來就不是件簡單的事。每學期填學籍基本資料都要寫雙親的職業，媽媽那欄不想寫「無」，「家管！家事管理！」媽媽想了很久，決定這麼寫。而這個家管，我的母親，就是我快樂童年的最大功臣，賦予我無與倫比的「女性力量」。

我在住院醫師訓練的第二年結婚，第四年生第一胎，工作上學習如何陪伴女性成為母親的同時，生活上我也成為了一個母親。生了小孩就要辭職當全職媽媽的「志願」還在，但生第一胎時不被允許，自己也還沒有足夠的勇氣脫離社會期待，讓這個志願直到生第二胎後才終於實現。

隨著自己也成為母親，我對於「成為母親」的歷程，開始有了不同的思考，並在全職媽媽第五年時，帶著推動母乳哺育的疑問與瓶頸（也帶著學齡前的小兒子），進入科技與社會研究所攻讀碩士學位，思考模式發生巨大的變化，人際關係也不同了。

從走出白色巨塔、全心走入家庭、成為全職媽媽，我漸漸地變成一個大家口中「不像醫師的醫師」，而用不一樣的實作方式協助女性成為母親的念頭，也逐漸在心中萌芽。

如今回頭看，一九九九年從協助他人成為母親的職業婦產科醫師出發；二〇〇三年自己成為母親，開啟了對「母職」的深刻探索；二〇〇七年第二度當媽媽，也做了離開職場的決定，完全沉浸於母職的實現之中；二〇一五年再度回到協助他人成為母親的職業，卻是以一種全然不同的方式，實現自己的「天命」。

人文社會學科的知識，成為我的工具；不同的交友圈，成為我的人力資源；原本的醫學專業，讓我站在一定的位置，能夠呼朋引伴成立好孕助產所，開始以獨特的方式進行生產改革，希望「成為母親」是一件充滿期待與力量的事。

曾經做過在戰爭防空洞中幫人接生的夢，「助人生產」，或許是我幾世輪迴一直擁有的使命吧！科技與醫學一直發展，接生工作從以往街坊鄰居有經驗的女性長者，到產婆，到助產士，再到婦產科醫師和助產師，在不同職業、不同性別、不同空間中移轉，對於成為母親這過程的探究，深深覺得再花上一輩子，仍然無法窮盡。

而這一切的源頭，是愛啊！愛不是那麼虛無飄渺的，那是再真實不過的力量。

資料來源

1. 中華民國助產士助產師公會全國聯合會官網 www.midwifery.org.tw/modules/Content/C2.html
2. Socio-historical Evolution of the Episiotomy Practice: A Literature Review Christophe Clesse et al. Women Health. 2019 Aug.
3. 原文：In Denmark, midwives–and obstetricians–use different perineal techniques to avoid perineum damages and only do episiotomies in rare cases. Also, they usually do not actively try to stretch the perineum 'manually' during birth. Instead, they try to slow down the birth of the baby's head to allow the perineum to stretch slowly to prevent injury. ('Hands off' instead off 'hands on'). Often warms compresses on the perineum are used as pain relief. These techniques are being taught in midwifery school and at the hospitals from midwife/doctor to student.
4. Temkin, E. (2002). Rooming-In: Redesigning Hospitals and Motherhood in Cold War America. Bulletin of the History of Medicine, 76(2), 271-298.
5. McKenna, James and Nicole J. Bernshaw. (1995) "Breastfeeding and Infant-Parent Co-sleeping as Adaptive Strategies: Are They Protective against SIDS?", Breastfeeding: Biocultural Perspectives, New York: Aldine de Gruyter.
6. 內容主要整理自 "Breastfeeding: A Guide For The Medical Profession"
7. 原刊載於台灣母乳哺育聯合學會二〇二〇年第三期會訊，主要內容整理自：
— "Breastfeeding with ease:The impact of infant reflex emergence and intergration"
—《輕鬆哺乳：嬰兒反射萌發與統合的影響》
— Bryna Sampe, Gold lactation online conference 2020
8. 翻譯整理自國際認證泌乳顧問（IBCLC Fleur Bickford）官網，同時也是 Gold Lactation Online Conference 課程內容 nurturedchild.ca/index.php/2010/12/10/baby-led-bottle-feeding/
9. Riska, E. (2010). Gender and Medicalization and Biomedicalization Theories. Biomedicalization: Technosciene, Health, and Illness in the U.S., pp. 145-170. Durham & London: Duke University Press.

10. 嬰兒配方食品及較大嬰兒配方輔助食品管理辦法 https://law.moj.gov.tw/LawClass/LawAll.aspx?pcode=L0040117（檢索日期：二〇二一年一月十九日）
11. 內容主要整理自“Breastfeeding: A Guide For The Medical Profession”
12. Golden, Janet (2001). A Social History of Wet Nursing in America. Columbus: Ohio State University Press.
13. Lepore, J. (2009). Baby Food, The New Yorker. Retrieved from http://goo.gl/3h5JN1（檢索日期二〇一二年十二月二十日）
14. 台北市立聯合醫院婦幼和平院區母乳庫 tpech.gov.taipei/mp109161/cp.aspx?n=DE0A7F64050ECABF&s=067B87A140027578（檢索日期：二〇二一年一月十九日）
15. Karleen D. Gribble, B. L. H. (2012). Milk Sharing and Formula Feeding: Infant Feeding Risks In Comparative Perspective. Australian Medical Journal, 5(5), 275-283.
16. 引自陽明大學科技與社會研究所官網 http://sts.ym.edu.tw/index.php?act=about（檢索日期：二〇二一年一月十九日）
17. 此文原發表在中華黃庭醫學會會刊。
這篇文章裡的許多概念都是陳鈺萍醫師在課程中的內容，我直接借用了，沒有特別註明是哪些部分。因為我是「好孕工作團隊」的一員。
18. 參考閱讀：二〇〇八年英國婦產科學期刊提出這樣的概念 https://www.ncbi.nlm.nih.gov/pmc/articles/PMC2613254/
19. 參考資料 Mayers' Midwifery., Sue Maconald, Gail Johnson., Elsevier.
20. 同前。
21. 想更熟悉這九階段，可參考台灣母乳哺育聯合學會二〇一三年發行的ＤＶＤ：《肌膚接觸》（*Skin to skin*）。
22. 參考論文來源：https://journals.plos.org/plosone/article?id=10.1371/journal.pone.0230992
23. 原文“ Let's figure out which foods are naturally rich sources of the most important nutrients for fetal development instead of swallowing a bunch of pills.”
24. 原文“After all, nutrients work synergistically. Nature is not stupid. And a supplement is rarely superior to what's available in real whole food.”
25. 紐曼醫師關於乳腺阻塞處理的衛教資料請參考 https://goo.gl/hBg1sE
26. https://www.thenewslens.com/article/84275?fbclid=IwAR3euL_D1ZPSsV5_JHAMaXwF26ujKJ-ySFfrviX-ggf8QGkcyr4nkWD8oI4
27. https://www.newsmarket.com.tw/blog/122828/
28. https://modos.com/en/cases/delivery-room
29. Healing architecture and Snoezelen in delivery room design: a qualitative study of women's birth experiences and patient-centeredness of care https://bmcpregnancychildbirth.biomedcentral.com/articles/10.1186/s12884-020-02983-z

CARE 059

生產，本該無傷：順勢生產與阿萍醫師的好孕助產所

作　者—陳鈺萍
主　編—邱憶伶
責任編輯—陳詠瑜
行銷企畫—林欣梅
校　對—聞若婷
封面設計—朱疋
內頁設計—張靜怡

編輯總監—蘇清霖
董事長—趙政岷
出版者—時報文化出版企業股份有限公司
一〇八〇一九台北市和平西路三段二四〇號三樓
發行專線—（〇二）二三〇六—六八四二
讀者服務專線—〇八〇〇—二三一—七〇五
（〇二）二三〇四—七一〇三
讀者服務傳真—（〇二）二三〇四—六八五八
郵撥—一九三四四七二四時報文化出版公司
信箱—一〇八九九台北華江橋郵局第九九號信箱
時報悅讀網—http://www.readingtimes.com.tw
電子郵件信箱—newstudy@readingtimes.com.tw
時報出版愛讀者粉絲團—https://www.facebook.com/readingtimes.2
法律顧問—理律法律事務所　陳長文律師、李念祖律師
印　刷—勁達印刷有限公司
初版一刷—二〇二一年五月七日
定　價—新台幣四二〇元
（缺頁或破損的書，請寄回更換）

時報文化出版公司成立於一九七五年，
一九九九年股票上櫃公開發行，二〇〇八年脫離中時集團非屬旺中，
以「尊重智慧與創意的文化事業」為信念。

生產，本該無傷：順勢生產與阿萍醫師的好孕助產所／陳鈺萍著 . -- 初版 . -- 台北市：時報文化出版企業股份有限公司, 2021.05
352 面；14.8×21 公分 . --（Care 系列；59）
ISBN 978-957-13-8914-1（平裝）

1. 分娩

417.36　　　110006086

ISBN 978-957-13-8914-1
Printed in Taiwan

親子友善咖啡廳 COUPON

＊以下店家優惠券影本無效，經塗改、破損即失效 ＊優惠使用期限至 2021/12/31 止

belly daily

02-2369-9362
台北市大安區新生南路三段 19 巷 3 號
二～日 10:30-18:30
（不定時店休請見 FB）

凡預定整模蛋糕，憑本券取貨時即贈飲品兩杯（任選，不含葡萄酒與酒類）

Saturn Landing Turkish Coffee

02-2395-5158
台北市大安區永康街 75 巷 14-2 號
一～五 11:00-20:00；
六、日 11:00-21:00

消費滿 350 元，憑本券可享飲品 8 折優惠

Keystone Coffee Roasters

02-2721-9363
台北市中山區八德路二段 267 巷 19 號 1 樓
平日 08:00-19:00；
六、日、國定假日 10:00-19:00

憑本券內用，單筆帳單折抵 50 元（外帶恕不提供折抵）

NICE TO MEET U Newborn & Cafe

02-8770-6558
台北市松山區民生東路四段 56 巷 1 弄 17 號
三～日 10:00-14:00 & 15:00-19:00
（需預約）

凡消費，憑本券招待嚴選甜點乙份（不得與其他優惠併用）

山边咖啡

02-2893-9325
台北市北投區溫泉路 110-1 號
日、一、四 11:00-18:00；
五、六 11:00-20:00

憑本券可享焦糖燕麥布丁乙份（如遇優惠商品兌換完畢，山边咖啡有權以其他等值商品替換）

圈外咖啡 Kengai Coffea

02-8668-8253
新北市中和區安平路 222 號
09:00-22:00（無公休）

憑本券來店消費即可兌換兩包不同口味的圈外咖啡濾掛包

大手小手咖啡屋

0935-045-105
宜蘭縣宜蘭市建業路 85 號
10:00-18:00（每月店休請見 FB）

憑本券內用飲品 85 折，或憑本券消費滿 300 元贈送濾掛包 1 包（結帳前請先出示本券，使用後由本店收回）

The Good One Coffee Roaster

03-325-4416
桃園市桃園區民有五街 122 號
二～五 12:00-18:00；
六、日 10:00-18:00
（不定時店休請見 FB）

憑本券消費手沖單品咖啡，每桌每杯贈送精品濾掛包 1 包（不得與其他優惠併用）

日晨咖啡烘焙

04-9224-4037
南投縣南投市彰南路二段 102 號
09:00-18:00

憑本券即享「儲值 3000 元可用 3300 元」優惠，全店消費品項均可折抵

Wasabi Coffee

03-8354-350
花蓮縣花蓮市林森路 249 巷 56 號
一、三～五 12:00-18:30；
假日 12:00-19:00

憑本券內用即享飲品八折優惠（至多兩人同享）